CONSEILS HYGIÉNIQUES

AUX HABITANTS DE PARIS

PENDANT LE SIÉGE

Suivis des Arrêtés municipaux concernant l'Hygiène et la Salubrité publiques.

PRIX : 25 CENTIMES

Au profit des Caisses de Secours.

PARIS,
CHARLES DE MOURGUES FRÈRES,
IMPRIMEURS DE LA MAIRIE DE PARIS,
RUE JEAN-JACQUES-ROUSSEAU, 58.

1870.

AVANT-PROPOS.

C'est sur la demande du Maire de Paris que nous avons réuni en brochure les différents préceptes hygiéniques qui ont été émis par les médecins, les ingénieurs spéciaux et la commission centrale d'hygiène et de salubrité. Nous nous sommes efforcé de faire ressortir les indications pratiques dont la connaissance est indispensable à tout ménage, et de bien préciser les règles importantès auxquelles chaque habitant doit se conformer, pour le bien et le salut communs.

Dans une grande ville assiégée, les maladies qu'engendrent la négligence et l'insouciance des règles de l'hygiène sont bien plus terribles que le feu de l'ennemi. Si chaque citoyen, par sa propre initiative, fait que l'aération et la propreté soient toujours maintenues dans les appartements, s'il facilite les services municipaux en se conformant aux règlements, si, de lui-même, il détruit et désinfecte les détritus, s'il ne s'expose pas imprudemment aux intempéries de l'air, et surtout s'il sait être sobre et tempérant, l'état sanitaire de Paris sera toujours excellent, et nous pourrons supporter le siége avec énergie et succès.

Se soumettre constamment aux préceptes que donnent l'expérience et la science, se contenter d'une alimentation moins abondante, mais largement suffisante, endurer quelques privations, sont des actes de courage. Dans les circonstances actuelles, toute débauche est une lâcheté, et c'est bien une trahison et un crime de se rendre soi-même inutile à la défense nationale et de favoriser, par ses excès, le développement des maladies épidémiques.

Dr ONIMUS,

Membre de la Commission centrale d'hygiène et de salubrité.

HYGIÈNE PUBLIQUE.

Instruction concernant les moyens d'assurer la salubrité des habitations.

Causes de l'insalubrité des habitations. — L'air des habitations est principalement vicié par les causes suivantes : le séjour de l'homme et des animaux, la combustion des différentes matières employées au chauffage et à l'éclairage, les fuites de gaz, la stagnation et la décomposition des urines, des eaux ménagères, des immondices de toutes sortes, etc.

Effets de l'air vicié. — Les effets produits par l'altération de l'air des habitations sont toujours graves. Comme nous l'indiquerons plus loin, le défaut d'aération et de propreté sont une des principales causes des épidémies qui peuvent se développer dans une grande agglomération d'hommes et surtout dans les villes assiégées.

Notons ici que l'insalubrité peut exister aussi bien dans certaines parties des habitations les plus brillantes que dans les plus humbles demeures, et que, d'un autre côté, les plus humbles demeures peuvent offrir les meilleures conditions de salubrité.

MOYENS D'ASSURER LA SALUBRITÉ DES HABITATIONS. — Ces résultats ne peuvent être obtenus que de la manière suivante :

Balayage. — Il faut balayer fréquemment, non-seulement les pièces habitées, mais encore les escaliers, corridors, cours et passages, en ayant soin de gratter les dépôts de terre et immondices qui résistent à l'action du balai.

Lavage du sol. — Les parties carrelées, dallées ou pavées doivent être, en outre, lavées le plus souvent possible, et surtout bien essuyées après le lavage. Il est bon d'ajouter à l'eau des désinfectants.

Le lavage, lorsqu'il entraîne à sa suite un état permanent d'humidité, est plus nuisible qu'avantageux.

Chambres à coucher dans les maisons particulières. — Il est important que le nombre de lits placés dans les chambres à coucher soit proportionné à la dimension de ces chambres, de telle sorte qu'il y ait au moins 14 mètres cubes par personne, indépendamment des moyens de ventilation.

Aération. — Ne pas coucher en grand nombre dans la même chambre, surtout dans la pièce servant de cuisine.

Renouveler l'air des appartements, en ouvrant de préférence les fenêtres exposées au soleil, et, s'il y a lieu, se couvrir de vêtements chauds, afin de pouvoir aérer plus largement sans avoir à craindre l'action du froid.

L'ouverture des fenêtres après le lever, les lits étant découverts, et pendant le balayage, est une mesure nécessaire de salubrité.

Ne jamais brûler du charbon dans un réchaud à l'intérieur des appartements, ni dans les corridors, à moins qu'on ne le place dans l'âtre d'une cheminée ou sous la hotte d'un fourneau, par où puissent s'échapper la fumée et les gaz provenant de la combustion.

Eaux ménagères. — Il est très-important de ne pas laisser accumuler les eaux ménagères dans l'intérieur des habitations.

Il faut bien se garder de refouler à travers les ouvertures de la grille qui se trouve au fond des cuvettes destinées à l'accumulation de ces eaux, les fragments solides dont l'accumulation ne tarderait pas à produire l'engorgement des tuyaux.

Lorsque ces eaux exhalent une mauvaise odeur, on doit les désinfecter.

Une des pratiques les plus fâcheuses dans les usages domestiques, c'est celle de vider les urines dans les plombs d'écoulement des eaux ménagères.

Désinfectants.

Le charbon désinfecte en absorbant les gaz fétides.

Les sels de chlore désinfectent par suite d'une action chimique oxydate, et détruisent la vitalité des miasmes et des êtres inférieurs (1) qui pullulent dans les produits qui se putréfient.

---

(1) La liqueur de Labarraque est de l'hypochlorite de soude.
L'eau de Javelle est de l'hypochlorite de potasse.

Les essences agissent de même, et l'essence de térébenthine est un excellent désinfectant.

L'acide phénique a les mêmes propriétés. Pour l'usage externe, on peut employer la solution suivante : Eau : un litre ; acide phénique : 4 grammes. — *Vinaigre phéniqué* (Quesneville), vinaigre ordinaire : quatre parties. Acide phénique : une partie (Liebig) : une demi-cuillerée à café dans un litre d'eau suffit pour remplacer tous les vinaigres de toilette. Le permanganate de potasse est également un désinfectant puissant, surtout pour les ulcères de mauvaise nature et les gangrènes fétides : Eau : 100 grammes; permanganate de potasse : 10 grammes.

Les odeurs désagréables, comme celles des matières fécales, des fumiers, doivent être détruites par le chlorure de chaux. Mettez-en 20 à 25 grammes (2 ou 3 cuillerées à bouche) dans une assiette, avec de l'eau que vous laisserez dans la pièce à désinfecter. L'odeur du chlore ne devra jamais être bien vive.

Les matières miasmatiques et d'odeurs fétides et nauséabondes, provenant des matières organiques en putréfaction et des personnes attaquées de maladies infectueuses, doivent être combattues avec l'acide phénique.

On se servira soit d'eau phéniquée dont on arrosera les chambres et les locaux à purifier, soit d'acide phénique mêlé à du sable ou de la terre, qu'on répandra sur les parquets ou carreaux de ces locaux.

A défaut d'acide phénique, employer le coaltar ou goudron de houille mêlé à du sable.

SUBSISTANCES. — ALIMENTATION.

Approvisionnements de Paris.

L'approvisionnement en viande fraîche paraît assuré pour quatre à cinq semaines environ (les chevaux non compris).

De plus, les viandes salées pourront encore donner la consommation de près de trois semaines.

Cette évaluation n'est nullement exagérée (1).

Le stock en farine est d'environ 300,000 quintaux. Il y a de plus 108,000 quintaux de blé, qui peuvent donner environ 91 millions de kilogrammes de farine.

Le riz est en très-grande quantité. Il y a au moins 40,000 quintaux de riz. Le riz est un aliment très-bon. Nous ferons observer qu'on n'en fait pas assez usage dans Paris.

Le café est également en grande abondance. Les magasins de l'État seuls en possèdent plus de 300,000 kilog.

Il faut, de plus, faire rentrer comme un produit important de consommation le sang des animaux tués, et qui sur l'avis de la Commission centrale est aujourd'hui utilisé.

Le sang de bœuf fournit quotidiennement à l'alimentation un appoint de 15,000 kilog.

On peut également utiliser le sang de mouton, en faisant un composé dans lequel entre de l'oignon, du riz et de la graisse de bouche.

Le sang de cheval peut également être employé à la confection du boudin, de même que le sang de bœuf.

Les mufles, les pieds, les oreilles, échaudés avec soin, fournissent une alimentation substantielle et abondante pour plus de 2,000 personnes.

---

(1) L'évaluation des subsistances, telle que nous la donnons, est toute récente (14 octobre).

Note sur les viandes fraîches et salées.

Les approvisionnements de Paris en bétail, à l'époque de l'investissement, comprenaient environ 30,000 bœufs et 180,000 moutons. On avait à choisir entre la conservation sur pied, dans les parcs, ou la transformation immédiate de la totalité des troupeaux en salaisons ou conserves alimentaires. Le dernier système fut proposé au Comité d'hygiène. Si la salaison entraîne toujours un déchet de 15 à 20 °/₀ sur le poids de la viande fraîche, le bétail sur pied, dans les conditions anormales où il est placé à Paris, maigrit rapidement ; la perte de poids d'un bœuf s'élève à un demi-kilogramme par jour (une livre), sans compter les chances de mortalité ; en admettant que ces pertes se compensent de part et d'autre, le bétail sur pied exige encore une nourriture coûteuse, et son entretien ne dispense pas d'établir de vastes ateliers de salaison, pour parer aux cas de mortalité excessive, dont les dépenses d'installation élèvent, dans une proportion énorme, par l'exagération des frais généraux, le prix de revient de la viande salée. Au point de vue économique, la salaison immédiate paraît donc préférable ; les risques de guerre étaient un nouvel argument, au commencement du siége, en faveur de cette mesure.

Mais, d'autre part, comment réduire, du jour au lendemain, la population de Paris, accoutumée à la viande fraîche, au régime des viandes salées, qui, sans être malsaines, exigent une certaine habitude d'en faire usage, et qui ont perdu une partie de leurs propriétés nutritives, distraite par l'action de la saumure ? Comment, sans jeter l'alarme, faire disparaître des yeux des habitants ces immenses troupeaux, dont la vue donne une idée de l'importance de nos ressources ? Ces raisons prévalurent ; tant que la saison se maintiendrait, le Gouvernement résolut de nourrir le bétail sur pied. Les salaisons faites jusqu'à ce jour ne sont donc pas encore très-considérables, mais elles seraient appelées à prendre un développement énorme, aussitôt que l'état sanitaire des bestiaux paraîtrait sérieusement compromis.

Les ateliers n'ont guère salé qu'une cinquantaine de bœufs par jour, depuis leur installation ; mais cette installation permettrait de décupler, au premier avis, la production (1). On a fait également quelques salaisons de viande de cheval. La fabrication des conserves de mouton, que l'on ne peut saler dans de bonnes conditions, et qu'il

(1) La production est quadruplée aujourd'hui.

faut mettre en boîtes de fer-blanc, est plus limitée dans ses moyens de production. Aussi lui a-t-on donné, dès le début, tout le développement possible; elle absorbe 500 moutons par jour. D'autres marchés passés pour conserver la viande de mouton, non pas à l'état cru, mais en pâtés à la gelée, cuits dans des marmites autoclaves, n'ont pas reçu d'exécution de la part des entrepreneurs. Une petite quantité de bœuf est également mise en conserves par le procédé Appert; mais ce procédé, trop coûteux, ne peut être employé que dans une mesure très-restreinte.

Pour les viandes de bœuf et de cheval, la salaison est le moyen pratique de conservation. Les salaisons sont faites à l'abattoir de Grenelle, par le procédé traditionnel appliqué dans la marine: la viande, coupée par quartiers, que l'on recouvre de sel sur toutes les faces, est empilée et fortement pressée dans des futailles; les couches sont séparées elles-mêmes par des lits de sel; un amas de sel, qui recouvre la dernière couche, s'abaisse peu à peu, à mesure que la viande dégorge. Au bout de vingt-quatre heures, on verse la saumure qui remplit tous les vides et qu'on fait écouler par une bonde de fond, pour la remplacer par de la saumure fraîche, deux fois en douze jours; la viande est alors entièrement purgée. On renouvelle une dernière fois la saumure et on replace le fond de la futaille; la viande est ainsi, par la même opération, salée et mise en barriques.

A La Villette, le procédé employé se distingue par l'emploi de la glace. Le froid a toujours été favorable aux salaisons. La salaison est opérée dans de vastes cuves en pierre, tapissées d'un enduit de ciment hydraulique, dont la capacité contient environ 40,000 kilogrammes de viande; il faut, autant que possible, les remplir dans un court délai, quarante-huit heures environ. La viande y est disposée par couches; chaque morceau a été préalablement percé dans ses parties charnues et garni de sel. La saumure ajoutée est très-forte.

La cuve, remplie, est recouverte par une dernière couche formée d'un mélange réfrigérant de glace et de sel; le refroidissement produit à la surface détermine des courants dans la saumure et maintient, dans toute l'étendue de la cuve, une température inférieure à 10°. Un lit de paille, comprimé par des planches fortement étayées, maintient toute la viande sous pression. La viande reste en cuve de six à douze jours. On la retire ensuite, après avoir fait écouler la saumure; on la lave et on la met dans des barriques également remplies de saumure fraîche.

Préparée par ces deux procédés, la viande offre des qualités assez différentes. Les viandes de Grenelle dessalent bien et donnent de bon bouillon. On fait tremper dans l'eau, pendant une heure, après avoir lavé pour enlever le sel; puis on met à bouillir, et l'on sert chaud, avec légumes. Le bouillon est de bonne qualité, la viande plus sèche et plus noire que la viande fraîche.

Les premières viandes préparées à La Villette sont plus fortement salées; il ne faut pas craindre, avec nos habitudes de cuisine française, de faire dessaler plusieurs heures à l'eau froide. Puis on maintient dans l'eau bouillante autant de quarts d'heure que le morceau contient de livres. La viande garde ainsi toute sa consistance; froide, elle se coupe en tranches minces et fermes qui rappellent l'aspect et le goût du jambon. Cette viande, mise au feu une seconde fois, peut donner un nouveau bouillon; mais ce bouillon est faible, tandis que le premier est parfois trop salé. Il sera bon de réduire la durée du séjour dans les cuves de salaison de douze à six jours; si la conservation n'est pas compromise, on obtiendra ainsi une viande demi-salée qui, après avoir trempée dans l'eau froide, se rapprochera beaucoup plus des qualités de la viande fraîche.

Les salaisons de bœuf peuvent se préparer en daube, à la condition de choisir les morceaux les plus tendres et de faire bien dessaler.

La viande de mouton crue est conservée, en boîtes, par l'action de l'acide sulfureux. Bien que le procédé soit breveté, il y aurait indiscrétion à indiquer, en détail, le moyen de produire ce gaz dans les conditions favorables à l'absorption.

Quand la boîte est ouverte, il faut, avant de faire cuire la viande, la laisser exposée à l'air pendant trois ou quatre heures; l'acide sulfureux se dégage; puis on lave la surface à deux ou trois eaux, et l'on prépare par les procédés ordinaires. Quand ces prescriptions sont observées avec soin, la viande conservée peut être prise pour de la viande fraîche; elle est seulement un peu plus blanche et moins saignante. Si on néglige le lavage ou l'exposition à l'air, la viande, sans être malsaine, conserve, surtout à la surface, un goût d'acide sulfureux, auquel il serait nécessaire de s'accoutumer.

Le procédé Appert est connu depuis longtemps; il donne des conserves de viande cuite, qui peuvent être employées, en un instant, à la préparation du bouillon et des mets braisés.

Le procédé Ozouf fournit une viande, conservée dans sa gelée, d'un goût très-agréable, et comestible sans aucune préparation.

Malheureusement, ces procédés sont chers et ne peuvent être appliqués qu'à de petites quantités.

10 octobre 1870.

Conseils pratiques pour la cuisson des salaisons. (1)

La cuisson des viandes salées dépend de leur état de salaison, selon qu'elles sont ce qu'on appelle *salées* ou *demi-salées*.

Pour les viandes salées d'Amérique ou pour celles de France pour la marine, il faut les faire tremper pendant 5 à 6 heures dans de l'eau froide, et si elles sont très-salées, il est nécessaire de les mettre de nouveau dans de l'eau froide qu'on laisse arriver doucement à un commencement d'ébullition. Cette eau sera jetée et on fera cuire comme suit :

Bœuf salé bouilli. — Mettez la viande dans de l'eau froide avec des légumes, soit carottes, choux, etc.; faites bouillir doucement, en moyenne un quart d'heure d'ébullition par 500 gr. si le morceau pèse 1,500 gr. ou au-dessus. S'il ne pèse que 500 ou 1,000 gr., l'ébullition devra se faire à raison de 20 minutes par 500 gr. Retirez ensuite le bœuf et les légumes qui sont également cuits, et mangez chaud. Conservez le bouillon.

Si l'on désire manger le bœuf froid, il peut se conserver plusieurs jours comme le jambon, et si l'on veut l'employer pour en faire de la soupe, on peut le faire recuire comme un pot-au-feu ordinaire dans le bouillon qu'on a conservé, lequel peut aussi être gardé sans s'altérer pendant plusieurs jours.

Avec ces trois manières vous avez :

1° Du bœuf bouilli;

2° Du bœuf froid;

3° Un bouillon et un bouilli aussi bons qu'avec de la viande fraîche.

Braisé ou bœuf à la mode. — Faites dessaler comme pour le bœuf bouilli et faites cuire comme à l'ordinaire.

Beefsteak. — Coupez par tranche d'environ un demi-pouce d'épaisseur, faites tremper dans de l'eau presque bouillante pendant environ cinq minutes, et si la viande est très-salée, laissez l'eau arriver à l'ébullition. Retirez et séchez avec une serviette; faites cuire dans la poêle avec du beurre ou de la graisse, laissez-le sur le feu un peu plus longtemps que le jambon.

---

(1) Note fournie par M. Wilson, directeur de salaisons.

Demi-salé. — Les viandes demi-salées n'ont pas besoin d'être trempées aussi longtemps dans l'eau froide. Elles sont accommodées de la même façon que les viandes plus salées. Le demi-salé est, comme nourriture, certainement aussi bon que la viande fraîche.

Communication faite par la Commission centrale d'hygiène et de salubrité.

Les principaux aliments destinés à soutenir les forces et à entretenir les fonctions dans leur état régulier, sont le pain et la viande. L'approvisionnement en viande fraîche et salée a été calculé de façon à ce que Paris puisse soutenir un long siége, et que la ration de viande de chaque habitant soit rigoureusement suffisante dans les limites ordinaires. Les meilleurs moyens pour compléter et remplacer cette partie du régime sont les légumes secs, le fromage, le chocolat.

L'approvisionnement en farines est tel que, pendant toute la durée du siége, chaque habitant puisse disposer d'au moins un kilogramme de pain ; cette quantité dépasse même de beaucoup le nécessaire.

Pour varier le régime, on peut suppléer au pain par le riz, qui existe en très-fortes proportions dans les entrepôts municipaux et particuliers, par les pommes de terre et le sucre, qui est très-abondant.

Le beurre, le lard, la graisse et le sel, constituent un bon auxiliaire pour maintenir la santé générale.

On aurait tort de croire que la viande est indispensable à l'alimentation.

Le pain (près de quatre livres par jour) et le vin forment les bases essentielles d'un régime propre à entretenir la santé.

Quand on veut substituer au pain les pommes de terre ou le riz, il convient d'y ajouter une certaine proportion de viande fraîche ou salée.

LÉGUMES SECS.

Les légumes secs, graines des légumineuses, sont riches en azote. Ils ont souvent un pouvoir nutritif presque aussi grand que la viande. Ainsi, dans les fèves sèches, appelées gourganes dans la marine, et très-employées dans les campagnes, les substances azotées (légumine, etc.) sur 100 y sont représentées par 30,8, et les matières grasses 1,9 ; et dans les fèves dites de marais, les substances azotées y sont représentées, lorsqu'elles sont sèches, par 29,05, tandis que dans le blé le plus riche, celui de Venezuela, elles le sont par 22,75.

Les haricots blancs, les haricots rouges desséchés à l'air, sont de bonne conserve. Ils représentent une valeur nutritive qui se mesure par 23,5 de substances azotées. Une ration de haricots bien cuits et bien assaisonnés présente, sous un petit volume, une ration très-suffisante pour un repas. Il faut que leur peau ait été préalablement ramollie dans l'eau froide.

Les pois secs sont moins riches en matières azotées ; elles y sont représentées par 23,8, et dans les pois cassés, desséchés verts, par 25,4. Encore un aliment puissant sous un petit volume.

Les lentilles entrent encore dans nos réserves. Elles sont d'un goût très-agréable et très-riches en puissance nutritive. Elles possèdent, en pouvoir nutritif, 25,2 de substances azotées.

La garde de ces diverses graines n'est pas sans importance. Il faut les tenir au sec. L'humidité les fait entrer en fermentation, qui peut aller jusqu'à la putridité. Il faut les visiter souvent et les aérer, après les avoir étalées sur une table pour en extraire les graines malsaines.

Des aliments et de leur valeur nutritive. (1)

Les aliments ont un double but :

1° Réparer les pertes incessantes que nous faisons, car nous nous usons constamment ; la vie étant constituée par un mouvement, et tout mouvement entraînant avec lui une certaine usure, nous sommes obligés d'obéir à la loi commune ;

2° Brûler comme le charbon brûle dans une machine, car la chaleur est la source de tous nos mouvements et de toutes nos forces. Sous ce rapport, l'organisme humain peut être comparé à une machine à vapeur.

---

(1) Extrait d'un cours fait par le professeur Sée, le 1er octobre 1870.

Or, une machine est constituée par un moteur et une chaudière du combustible, et, en troisième lieu, l'air extérieur.

Les choses se passent en nous comme dans cette machine.

Nos organes représentent le moteur et la chaudière, et quand il fonctionnent, c'est identiquement ce qui a lieu lorsque la machin travaille.

La chaudière dure longtemps, mais il n'en est pas moins vra qu'elle subit une déperdition; il en est de même de notre substance elle s'use lentement, il est vrai, mais son usure n'en doit pas moin être l'objet du souci du médecin comme de l'économiste, et il fau songer à la réparer.

Cela a lieu au moyen d'aliments dont la composition se rapproch assez de la composition du blanc d'œuf, les aliments albumineux car nos organes étant surtout composés d'aliments albumineux, i est évident que c'est surtout en eux que nous trouverons le nécessaire pour réparer nos pertes.

Dans cette catégorie sont rangés: la viande, le poisson, les œufs le fromage, etc.

D'autre part, il nous faut du combustible: où le chercherons-nous? Dans les aliments qui contiennent le plus de carbone, e ceux-là abondent dans la nature; ils abondent également dans Paris : ce sont l'huile, le beurre, la graisse, les féculents, les aliments sucrés. Voilà de quoi faire marcher la machine humaine.

Il ne nous manque plus qu'une chose; notre machine est prête, il faut y mettre le feu; le moyen d'y arriver, c'est l'air extérieur. Nous le faisons entrer dans une espèce de soufflet qu'on appelle le poumon, qui attire à lui la partie essentielle de l'air extérieur, l'oxygène, sans lequel il n'y a pas de combustion possible.

Vous voyez maintenant combien les aliments ont de but et de destination : les uns doivent réparer nos organes, les autres ont pour destination principale de brûler dans notre machine et de ranimer cette chaleur qui constitue la vie tout entière.

On croit qu'il est facile de déterminer la quantité d'aliments que doit prendre un individu sain; rien de plus difficile cependant, et il a fallu arriver jusqu'à nos temps modernes pour savoir ce qu'un homme doit manger en quantité et en qualité.

On se figure qu'il suffit d'avoir faim pour que notre corps ait besoin de réparation. La faim peut être, sans doute, un indice véritable du besoin de nutrition, mais elle peut être trompeuse; il y a des fausses faims.

Ensuite, il y a des gens, et malheureusement en grand nombre, qui mangent au delà de leur besoin, et qui n'ont plus faim, mais qui n'en continuent pas moins à manger pour le plaisir de manger.

La faim est, dans la circonstance actuelle, un très-mauvais guide, et la preuve, c'est que vous pouvez la tromper. On disait autrefois qu'il suffisait pour cela de se serrer le ventre; ce qui est certain, c'est qu'une sensation physique peut faire disparaître une autre sensation physique comme la faim. On a vu des individus qui sont parfaitement arrivés à la tromper à l'aide de substances inertes, comme du sable, qui certainement ne les a pas nourris.

Il n'y a qu'un seul moyen pour savoir la quantité d'aliments qu'il est nécessaire de prendre, c'est de calculer les pertes que chaque jour l'homme subit.

Pour bien préciser ce point, reprenons et complétons notre comparaison de l'organisme avec un appareil à vapeur. A la suite du travail mécanique, des déchets, des scories souvent microscopiques se forment aux dépens de la machine; il en est de même dans nos organes. Or, ces débris de nos tissus s'en vont sous forme moléculaire par les diverses sécrétions.

On compte chez un homme sain, qu'il se perd tous les jours assez de substance corporelle pour représenter 120 à 130 grammes de principes albuminoïdes; il s'agit, à tout prix, de retrouver au moins 100 grammes de ces principes : ils existent principalement dans la viande, les légumes secs, le pain, et en proportion que nous allons bientôt déterminer d'une manière précise.

Ce n'est pas tout : outre les 130 grammes de principes albumineux qui proviennent de nos organes et qui ont été entraînés au dehors par les sécrétions, nous perdons tous les jours 280 grammes de carbone, provenant des combustions intérieures; ce carbone s'échappe par la bouche sous la forme d'un gaz appelé acide carbonique; ce gaz, qui est éliminé par l'haleine, est impropre à la respiration ; c'est pourquoi, lorsqu'un grand nombre d'individus se trouvent agglomérés dans un espace trop restreint, ils respirent un air impur. De là les inconvénients de l'encombrement, dont le gouvernement cherche partout à éviter les effets, surtout dans les quartiers populeux.

Le gaz carbonique sort de l'organisme par la même voie que celle qui sert à l'introduction de l'air pur ou oxygène; le même soufflet élastique, appelé poumon, sert à deux fins : pendant qu'il se dilate, il aspire l'air extérieur ; dès qu'il vient à se contracter, il chasse l'air impur ou carbonique; le même tuyau sert aussi tour à tour de tuyau d'appel pour l'air extérieur et de tube d'échappement pour la fumée de la cheminée.

C'est par là que s'élimine la plus grande partie du carbone qui a été consumé dans l'organisme pour entretenir notre chaleur. Or, ce carbone monte à 280 grammes; il faut les récupérer; nous les retrouverons facilement dans nos aliments gras, féculents et sucrés.

Ces substances brûlent dans notre sang, dans nos tissus, et donnent lieu ainsi à la chaleur qui est la source de toute force, de tout mouvement, de toute activité. Ainsi, la mesure de la ration est facile à fixer; il s'agit de retrouver 100 à 130 grammes de principes reconstituants, et, en outre, 280 grammes de principes combustibles. Tout ce qui est au delà est inutile; tout ce qui est en deçà est insuffisant; il faut une équilibration complète, parfaite, entre les dépenses corporelles et les recettes alimentaires.

Un aliment ne vaut que par la quantité de principes albumineux et de principes carbonés qu'il renferme, puisque les uns servent à réparer les parties usées, et les autres à développer la chaleur; c'est sur cette double base qu'il faut calculer la valeur et la propriété des aliments.

Les aliments doivent toutes leurs propriétés à leur richesse en principes albumineux et carbonés, c'est-à-dire à leur composition, que nous allons apprécier; c'est cette composition chimique qui permet de classer les aliments en réparateurs et calorigènes, selon qu'ils contiennent beaucoup de matière albumineuse ou beaucoup de matière carbonée.

Première classe. — Aliments avec principes albumineux ou réparateurs. Le type de ces aliments, c'est la viande; mais on peut en rapprocher le poisson frais ou salé, le fromage, les œufs; en effet :

100 grammes de viande contiennent 21 grammes de substances albumineuses, appelées fibrine, albumine, créatine.

100 grammes de poisson frais renferment 15 parties de ces mêmes principes.

100 grammes de poisson salé, comme il contient relativement moins d'eau que la viande, représentent 24 à 35 parties de substances albumino-fibrineuses.

Le fromage est très-chargé en principes nutritifs, qui se chiffrent par 20 à 34 pour 100.

Les œufs ont 14 à 15 pour 100 de ces mêmes principes, de sorte que deux œufs équivalent à 80 grammes de chair musculaire.

A cette première classe, il faut ajouter une série mixte d'aliments contenant à la fois des principes albumineux et des principes carbonés.

Tels sont : 1° les légumes secs, qui contiennent pour 100 grammes

31 grammes de substances albumineuses, appelées légumine, et en outre 40 parties de substance carbonée; 2° le chocolat, qui contient 17 parties d'albumine et de plus 48 parties de carbone; 3° le pain, dans lequel on trouve 7 pour 100 d'albumine ou de gluten, substances réparatrices, et 30 pour 100 de carbone; 4° le lait, qui contient 3 pour 100 de caséine, analogue à l'albumine, 3 1/2 de graisse ou beurre, et près de 4 parties de sucre.

Ces divers aliments mixtes pourraient donc par eux-mêmes suffire au besoin pour l'alimentation, puisqu'ils possèdent les deux qualités réparatrice et combustible.

Deuxième classe. — La deuxième classe comprend les substances alimentaires où prédominent les matières combustibles :

1° Les graisses, le lard, qui retient encore près de 10 pour 100 de principes azotés, mais qui est formé surtout par 70 parties de graisse; le beurre est à peu près dans la même catégorie;

2° Les fécules comprennent le riz et les pommes de terre; le riz se compose de 43 parties de carbone mêlé à 6 parties d'albumine; les pommes de terre sont plus pauvres en albumine (1 et 1/2 p. 100) et en carbone (10 p. 100);

3° Les sucres de toutes espèces complètent cette deuxième série.

Si maintenant on évalue le pouvoir nutritif de ces diverses classes d'aliments au point de vue du régime, on peut à la rigueur considérer la classe intermédiaire, c'est-à-dire les aliments mixtes, comme des aliments complets; ainsi, on pourrait vivre avec 1,800 grammes de pain, car ils contiennent 126 parties de gluten ou d'albumine, et en outre 540 parties de carbone; mais alors il y a un tiers de carbone de plus qu'il n'est nécessaire; mais surtout l'usage exclusif et journalier de 1,800 grammes de pain finirait par fatiguer le tube digestif et par ne plus s'assimiler; aussi sera-t-il toujours nécessaire d'y ajouter une certaine quantité d'aliments réparateurs et de vin.

Dans l'état de siége, comment faut-il, comment peut-on combiner l'alimentation ? — Cette question suppose tout d'abord connu l'approvisionnement de Paris. Or, sous ce rapport, la principale difficulté est relative à la viande; l'usage particulier doit en être calculé sans doute, mais le bétail vivant dans nos murs permet à chaque habitant de consommer 100 grammes par jour, si on admet que la durée du siége soit de six semaines et si on compte sur deux millions d'habitants, ce qui est au-dessus de la vérité.

Ce n'est pas tout heureusement : il existe à Paris quarante à cinquante mille chevaux que l'on peut facilement livrer à la consommation, et cette viande vaut à tous égards toutes les espèces de viande de boucherie. En outre, il reste une bonne quantité de viande et de poisson salés dans les magasins de la Ville et dans les entrepôts particuliers. Enfin, on a proposé d'utiliser le sang des animaux de boucherie pour en faire des boudins, et cette ressource sera aussi précieuse que considérable. Avec ces divers éléments on peut *affirmer* que, même avec un siége de *trois mois et demi*, on sera suffisamment pourvu de la quantité nécessaire de viande.

Les farines et le riz sont approvisionnés pour trois ou quatre mois, de manière à satisfaire à toutes les exigences d'une population de deux millions d'habitants. Les légumes secs n'existent qu'en petites proportions ; il en est de même des œufs et du lait ; le chocolat, le fromage, le café, le sucre, le sel sont en quantité suffisante ; les graisses, entre autres le lard ne manqueront pas.

C'est avec ce stock alimentaire que nous pouvons maintenant composer le régime pendant le siége. Voici des combinaisons faciles à réaliser :

1° 100 grammes de viande de bœuf, mouton ou cheval, contenant en principes albumino-fibrineux.................... 21 gram.

2° 20 grammes de viande salée, ou poisson salé, ou de charcuterie, contenant environ.................... 7 gram.

3° 750 grammes de pain, représentant............ 53 gram.

3° *bis*. On peut remplacer 250 grammes de pain par 300 grammes de riz ; on arrivera ainsi au même chiffre, à savoir :

500 gr. de pain cont[t] 35 gr. de principes albumineux.
300 gr. de riz cont[t] 18 — idem —

53

3° *ter*. Avec 50 grammes de légumes secs, présentant en albumine.............................. 15 gram.

on complétera la série des aliments moyens, contenant, ainsi que le pain et le riz, une grande quantité de fécule et une quantité variable de principes albumineux.

Le *quatrième genre* contient aussi de l'albumine, mais surtout de la graisse ; 50 grammes de lard renferment en principes réparateurs.................... 5 gram

30 grammes de c[illegible] emplacent avantageusement le lard, et repr[illegible]ntent [illegible]e chiffre de substances réparatrices.

reporter.......... 101 gram

Report........... 101 gram.

Enfin 30 grammes de fromage comprenant, outre la graisse, environ 10 grammes de caséine, soit........ 10 gram.

1000 à 1140 gram. d'aliments contenant en principes albumineux.. 111 gram.

Ainsi, ces 1,140 grammes d'aliments contiennent 111 grammes de principes albumineux; c'est là un chiffre qui se rapproche singulièrement du chiffre le plus élevé de pertes albumineuses que nous subissons journalièrement, c'est-à-dire du chiffre de 130 grammes. Il est à noter, en effet, que la plupart des rations prescrites réglementairement, par exemple aux militaires, atteignent rarement 111 grammes de substances réparatrices. Il est à remarquer surtout, pour ce qui est de la viande, que 120 grammes par jour dépassent singulièrement la moyenne de consommation en France, et surtout en province, où ce chiffre varie de 55 à 75 grammes par jour, et n'atteint jamais au delà. Ainsi, notre ration de 120 grammes de viande est plus que suffisante, et les 111 grammes de principes albumineux contenus dans les 1,140 grammes d'aliments prescrits peuvent être, sans inconvénient, réduits à 100 et même à 90 grammes par jour pendant plusieurs mois.

Après avoir pourvu aux pertes albumineuses, il ne nous reste qu'à nous procurer les 280 grammes de carbone; ceci est d'autant plus facile que déjà, dans les 1,140 grammes indiqués ci-dessus, et surtout dans les 500 grammes de pain, les 300 grammes de riz, dans le chocolat, les légumes secs, on trouve plus de 280 grammes de carbone, ce qui complète le régime.

Des boissons. — Les meilleures boissons sont le vin et le café; la bière, tout en contenant quelques principes alimentaires, a l'inconvénient d'alourdir l'esprit, sans provoquer de forces; les liqueurs fortes agissent en vertu de l'alcool qui, à petite dose, sert aussi à enrayer le mouvement de dénutrition; l'abus des liqueurs entraîne l'hébétude, l'affaiblissement général et moral, et les maladies des organes les plus essentiels à la vie.

Au contraire, le vin est salutaire à tous égards; il contient une petite proportion d'alcool qui est très-favorable, des substances salines, telles que des sels de potasse et de soude, qui ont une action incontestablement utile; enfin, des aromes qui stimulent l'appétit, la digestion. Le vin peut remplacer le bouillon, avec lequel il a de grandes analogies, abstraction faite de l'alcool.

Le café et le thé n'ont pas beaucoup plus de propriétés nutritives que le vin et l'alcool, mais ils ont un avantage immense, c'est d'enrayer d'une manière évidente, et plus que le vin, cette déperdition graduelle contre laquelle nous luttons par l'alimentation. Les preuves sont formelles à cet égard ; celui qui prend du café rend moins de déchets par les sécrétions ; donc, il s'use moins ; donc, le café, dans le temps actuel plus que jamais, constitue le moyen d'épargne par excellence. Les mineurs d'Anzin prennent une tasse de café, travaillent huit heures dans les souterrains et ne font ensuite qu'un seul repas ; ils se portent bien et vivent longtemps malgré la dureté du travail.

RÉSUMÉ. — L'approvisionnement de Paris permet parfaitement à chaque habitant, d'user chaque jour des aliments suivants :

1° 100 grammes de *viande fraîche*, de bœuf, de mouton ou de cheval. Si on y ajoute 20 grammes de viande salée ou de poisson salé, on arrive à un chiffre qui dépasse de beaucoup la consommation générale, car la moyenne en France, pour chaque habitant, ne va pas au delà de 60 à 70 grammes de viande par jour. Le chiffre de 100 grammes suffit largement aux besoins nutritifs.

2° 750 grammes de *pain* peuvent journellement être mis à notre disposition.

3° 50 grammes de *légumes secs* seront utiles.

4° *Riz*. Mais on peut supprimer les 50 grammes de légumes secs et leur substituer 250 grammes de riz.

Le riz peut servir aussi à remplacer une partie du pain ; ainsi 300 grammes de riz équivalent à 250 grammes de pain. Il en résulte en ce cas, qu'on prendra par jour 100 grammes de viande fraîche ou salée, 500 grammes de pain et 550 grammes de riz.

5° Ajoutez 50 grammes de *lard*.

6° 30 grammes de *chocolat* peuvent suppléer la quantité indiqué de lard.

7° Le *fromage* (20 à 30 grammes par jour), sans être indispensable, complète largement la ration alimentaire (1).

Le bouillon, les pommes de terre et les légumes verts jouissent d'une certaine utilité, mais ne peuvent remplacer les aliments indiqués ci-dessus. Il faut, au contraire, tenir compte de ce qu'on peut appeler les moyens complémentaires, tels que la gélatine, le sucre le sel.

(1) Il y avait à Paris, le 18 septembre, 780,000 kilos de fromage.

Les meilleures boissons sont le vin et le café, qui existent en grand approvisionnement. Les liqueurs fortes ne doivent être prises qu'en très-petite quantité ; le moindre abus produirait les plus graves inconvénients.

Avec le régime prescrit, et qui comprend 1,030 à 1,330 grammes d'aliments de première utilité, nous éviterons, pendant *au moins* trois mois, les inconvénients du siége ; nous sommes bien sûrs de conserver ainsi nos forces physiques et l'énergie morale qui leur est si intimement liée.

Observations diverses.

La quantité nécessaire d'aliments azotés, c'est-à-dire de viande, peut être diminuée de beaucoup si l'on augmente celle des graisses et des substances amyloïdes (renfermant de l'amidon) ou sucrées.

Les circonstances extérieures qui augmentent le besoin d'alimentation sont : 1° le travail mécanique des muscles, c'est-à-dire le mouvement et les travaux corporels ; 2° la basse température des milieux extérieurs, ce qui entraîne de la plupart de l'organisme une plus grande dépense de chaleur. Dans les deux cas, l'entretien du corps exige un surplus d'alimentation.

Ces deux cas existent dans les circonstances actuelles, car les factions aux remparts nécessitent une plus grande activité musculaire, et, de plus, la température générale s'est beaucoup abaissée.

Mais ici encore il faut savoir que ce n'est pas la viande, comme on le croit généralement et comme l'ont annoncé quelques savants, qui est le meilleur aliment, mais bien les graisses et les substances amyloïdes ou sucrées.

Ainsi, la plupart des bêtes de somme, qui font des travaux musculaires importants, sont herbivores ; les abeilles, qui sont constamment en mouvement, ne se nourrissent que de miel.

La meilleure preuve est fournie par l'expérience des habitants des montagnes. Lorsqu'ils veulent faire un voyage très-fatigant, ils ne prennent pour toute provision que du lard et du sucre.

DES BOISSONS.

Que chacun se pénètre bien de ceci : que les liqueurs alcooliques, prises en excès (ne fût-ce qu'en léger excès), loin d'être réconfortantes en temps froid, *glacent* le corps. En hiver, l'ivresse, à cause de cela même, devient facilement mortelle, pour peu que l'action du froid extérieur vienne s'ajouter à celle de l'alcool.

Une petite quantité d'eau-de-vie, au contraire, ou de rhum ou de toute autre liqueur, est un bon réconfortant ; c'est le seul qui soit toujours sous la main quand on est en marche ou en faction. Le rhum vaut mieux que l'eau-de-vie, et, en général plus la liqueur est aromatique, plus elle remplit le but. On peut improviser, avec de l'alcool de vin et des épices ou des aromates, d'excellentes liqueurs qui réchauffent en y mouillant les lèvres. L'élixir de Chartreuse est le type de ces breuvages.

Il faut surtout se garder de faire usage des alcools de marcs de grains et de betteraves. Ces boissons sont toujours très malsaines et sont une des principales causes des diarrhées et des indispositions gastriques et intestinales.

Les réconfortants par excellence sont le café et le thé.

Le thé, le café renferment des matières albuminoïdes et un principe azoté (c'est-à-dire des principes identiques à ceux qui se trouvent dans la viande).

Le thé et le café renferment également des sels utiles à l'organisme.

Cent grammes de poudre de café renferment vingt grammes de substances alimentaires.

Les ouvriers mineurs de Charleroi se contentent, grâce à l'usage du café (environ 30 grammes par jour), d'une alimentation qui ne représente pas 14,82 grammes d'azote par jour tandis que la ration journalière du cavalier français représente plus de 22 grammes d'azote.

Le café empêche donc de se *dénourrir et diminue les déperditions*.

Pendant l'usage presque exclusif de salaisons, il sera utile d'ajouter à l'eau que l'on boit 1 à 2 grammes de crème de tartre

DU LAIT (1).

Paris n'a pas à craindre la disette de lait : 3,000 vaches laitières, enfermées dans ses murs, fourniront chaque jour, pendant toute la durée du siége, au moins 20,000 litres de lait pur et de bonne qualité.

Cette production, si considérable qu'elle soit, est cependant inférieure à la consommation habituelle et même aux besoins réels d'une population de 2,000,000 d'habitants.

En conséquence, il importe non-seulement d'en faire le meilleur emploi, mais encore de suppléer autant que possible à son insuffisance.

D'abord, une obligation rigoureuse s'impose aujourd'hui à toute mère valide : celle d'allaiter son enfant. Éluder ce devoir sans motif sérieux, serait plus qu'une faute dans les graves conjonctures où nous sommes.

Après cela, le premier soin à prendre dans chaque famille, à défaut d'une mesure administrative plus générale et efficace, c'est de réserver la provision de lait pour les malades, et surtout pour les enfants en bas âge, dont c'est la nourriture essentielle.

En second lieu, il faut, en vue des uns et des autres, faire choix de certaines substances se rapprochant du lait par leur composition et pouvant le remplacer, jusqu'à un certain point, dans le régime alimentaire, sans en être jamais l'équivalent.

En tête se placent les œufs, qui sont aussi un aliment complet, capable à lui seul d'entretenir les forces et la santé.

Un œuf entier (blanc et jaune ensemble), trituré avec 6 grammes (une demi-cuillerée à soupe) de sucre en poudre, puis délayé lentement dans 100 grammes (un demi-verre) d'eau tiède, donne une émulsion offrant, sinon tout à fait l'apparence, du moins les principales propriétés nutritives d'un bon lait de vache.

Cette quantité représente le quart environ de la ration journalière, moyenne, d'un enfant à la mamelle.

---

(1) Conclusions ou plutôt résumé servant de conclusion au Rapport approuvé par l'Académie de Médecine, dans sa séance du 11 octobre 1870, pour être présenté à M. le Ministre de l'Agriculture et du Commerce. (*Commissaires :* MM. Béclard, Bouchardat, Bouley, Wurtz ; Gubler, *rapporteur.*)

Par sa composition chimique, la viande crue se rapproche des œufs. Les médecins la prescrivent souvent, avec le plus grand succès, à des enfants délicats dont les facultés digestives sont affaiblies.

Après les œufs, viennent les céréales dont le type est le froment.

Des soupes à la croûte de pain ou à la biscotte, des bouillies faites avec de l'eau ou du bouillon léger et des farines de blé, d'avoine ou bien d'orge et de seigle, puis convenablement sucrées et additionnées même d'un peu de sel, constituent une excellente nourriture pour ceux à qui le lait fait défaut.

La farine la plus riche en principes nutritifs est celle qui provient d'un blé faiblement bluté, et qui, n'ayant perdu qu'environ 5 % de son, donnerait du pain bis, plus savoureux et plus substantiel que le pain blanc.

Quoique moins bien pourvu de substances albuminoïdes, le gruau d'avoine, plus aromatique que celui de froment, se recommande encore par une plus forte proportion de matière grasse.

Dans plusieurs provinces, la bouillie d'avoine entre pour une part importante dans l'alimentation des jeunes enfants, et donne de très-beaux résultats.

Dans d'autres contrées, on emploie la bouillie de maïs, également riche en matière huileuse.

Le seigle, à son tour, se distingue par l'abondance d'une matière gommo-sucrée et par ses qualités rafraîchissantes.

Ces diverses céréales, prises isolément ou associées de différentes manières, représentent des aliments de premier ordre, presque aussi réparateurs que les œufs et le lait, dont ils sont toujours les utiles auxiliaires et auxquels ils pourraient se substituer momentanément sans trop de dommage pour la santé.

Nous n'en dirons pas autant de ces préparations féculentes employées pour composer des potages, et qui, n'étant formées que d'une substance semblable à l'amidon, n'apportent aux organes ni l'analogue de la chair musculaire, ni les sels de potasse et de chaux indispensables à leur restauration ou à leur accroissement.

L'arrow-root, le sagou et le tapioka, possèdent par eux-mêmes si peu de propriétés nutritives qu'ils devraient être bannis du régime de l'enfance, ou du moins ne servir que d'appoints pour les aliments plus substantiels.

En définitive, il faut donner le plus possible de lait aux enfants en bas âge; mais si, contrairement à notre espoir et à notre attente, cet aliment devenait d'une excessive rareté, le régime des jeunes fants, accidentellement privés à la fois du sein maternel et du lait s animaux, pourrait être modifié de la manière suivante :

A mesure que diminuerait la ration de lait, on augmenterait pro-essivement la proportion des aliments accessoires. Les jeunes jets passeraient ainsi sans secousse, et par une gradation insen-ble de leur alimentation naturelle, à un régime anormal qui ne rait pas exempt d'inconvénients ni même de danger, si la tran-tion n'était pas convenablement ménagée.

Dans la première période de la vie, on aurait recours à l'espèce lait-de-poule dont nous avons donné tout à l'heure la formule. ncurremment, on ferait prendre des décoctions un peu fortes gruau de blé ou d'avoine, faites à l'eau ou au bouillon de viande légèrement sucrées.

A partir du cinquième ou du sixième mois, il faudrait y joindre s bouillies de ces mêmes céréales, des panades ou des soupes au in, préparées avec du bouillon, sucrées et additionnées encore, il se peut, d'un jaune d'œuf ou d'une graisse animale.

Le nombre, ainsi que la consistance de ces soupes ou de ces uillies, variera naturellement selon l'âge et la force des sujets.

En temps de disette de lait, ce qui n'est pas le cas actuel, les en-nts trouveraient dans ces aliments variés de quoi suffire à leur bsistance.

Dans les circonstances présentes, où l'approvisionnement est seu-ment diminué, les substances recommandées ici seront le complé-ent nécessaire de la ration de lait, devenue insuffisante.

CONSEILS MÉDICAUX ET HYGIÉNIQUES.

Des maladies qui peuvent atteindre les habitants d'une ville assiégée. (1)

Dans une ville assiégée, M. Béhier a fait remarquer que les maladies sont habituellement plus meurtrières pour les armées que le feu de l'ennemi, puisque dans la campagne de Crimée le feu n'a enlevé que 21,000 hommes, tandis que les maladies en ont enlevé 74,000; mais il a établi que les dangers de cette sorte étaient moindres pour l'assiégé que pour l'assiégeant, et il a vivement insisté sur ce point que Paris, avec son large périmètre, avec ses grandes places, ses rues aérées, *était dans les meilleures conditions pour éviter les maladies qui se développaient jadis pendant les siéges.*

Abordant ensuite le sujet même de sa conférence, il a divisé les maladies qui peuvent être prévues pour l'assiégé en deux classes distinctes: les unes, accidentelles en quelque sorte et dépendant de l'exposition des habitants armés aux influences atmosphériques variables et aux irrégularités de l'existence; les autres, qui résultent de certaines infractions aux conditions de l'hygiène générale, suite des nécessités de la défense ou des privations imposées aux habitants Parmi les maladies de la première classe, M. Béhier a successivement indiqué l'ophthalmie qui, favorisée par l'insomnie relative, est produite plus particulièrement par le sommeil en plein air, par l'exposition au vent et à la rosée du matin; le corysa, la bronchite qui n'a de gravité que pour les personnes débiles; la pleurésie, la pneumonie, le rhumatisme, l'érésipèle de la face et les affections aiguës de la gorge. Il a appelé l'attention sur une affection insidieuse dans la manifestation de ses symptômes, l'inflammation sabaiguë des reins.

Ces maladies, dont il n'a pas donné une description qui eût été hors de propos, sont toutes, a-t-il ajouté, le résultat de l'humidité

(1) Résumé d'une conférence faite par le professeur Béhier, le 3 octobre.

et des alternatives de chaud et de froid. Toutes peuvent être évitées par les précautions suivantes : *l'usage des chemises ou des ceintures de flanelle, de caleçons et de pantalons chauds, de souliers à semelles épaisses.* Éviter les transitions trop brusques de température et se préparer au froid prolongé de la faction, par exemple, en sortant une ou deux fois de la tente ou du poste avant le moment du départ. Il a insisté sur l'utilité, dès maintenant, des longues capotes militaires pour les factionnaires, et sur l'avantage que les baraquements offrent comparativement aux tentes.

M. Béhier a plus spécialement appelé l'attention sur une autre maladie : la diarrhée, qu'il reconnaît avoir pour cause prédisposante le froid et l'humidité, mais qui, bien souvent, résulte d'excès d'aliments ou d'*abus de boissons alcooliques*. La mauvaise qualité des aliments et des boissons est aussi souvent cause de cette maladie. Aussi, tout en recommandant une grande sobriété de la part des habitants, il a montré la grande utilité qu'il y aurait à établir au rempart, comme on l'a fait dans certains arrondissements intérieurs, des cantines dans lesquelles seraient servis, à des prix modérés, des repas dont les aliments et les boissons seraient d'une qualité satisfaisante.

Le conférencier a signalé encore l'abus du tabac à fumer, comme capable de causer la diarrhée et de favoriser son développement, et il a fait remarquer combien cet abus était facile par le fait même de l'inaction du corps de garde.

La diarrhée, du reste, a une importance particulière, en ce qu'elle peut être le prélude de maladies qui constituent la seconde des classes admises par M. Béhier : telles sont, en effet, tout d'abord, la dyssenterie et le choléra. Il n'a pas insisté sur la dernière de ces affections, malheureusement bien connue de la population par les épidémies de 1865 et de 1866 ; il a rappelé seulement l'importance extrême qu'il y a à ne pas laisser sans traitement la diarrhée, qui est le premier symptôme de la maladie. Les soins d'un médecin l'arrêtent facilement, et le danger est conjuré. On ne saurait trop insister sur ce point important.

Quant à la dyssenterie, elle naît surtout, comme l'expérience le prouve, sous l'influence des matières animales en putréfaction, agissant soit sur des individus isolés, sur des agglomérations d'individus, comme le prouvent des exemples rapportés par M. Behier. Parmi ces diverses matières, les déjections corporelles jouent un rôle plus particulièrement actif. De là la nécessité, selon le conférencier, des précautions suivantes : *Éviter, autant que possible, l'encombrement des locaux ; ne pas tolérer les émanations des fosses d'aisance ;* ne pas permettre les dépôts d'immondices, de viandes avariées. Remédier aux dangers de ces diverses émanations, soit par la désinfection directe des matières animales, à l'aide du chlorure de chaux qu'on a en grande quantité, ou à l'aide de l'acide phénique qu'on fabrique chaque jour ; soit par l'enfouissement des matières mêmes. L'autorité veille à ces détails ; elle ne saurait le faire avec trop de soins.

Au reste, la dyssenterie, qui règne fréquemment en automne, est encore favorisée par l'usage des fruits de qualité inférieure, ou même par l'abus de cette sorte d'aliments. La population en prend, en effet, souvent en proportion exagérée. Les fruits sont, en ce moment, en quantité trop faible, circonstance heureuse sous ce rapport pour la santé publique.

Avec de grands soins de propreté corporelle, avec les précautions prescrites et exécutées par les soins de l'autorité, appuyée des conseils de la Société centrale d'hygiène et de salubrité, les habitants de Paris éviteront la dyssenterie.

M. Béhier a signalé encore la fièvre typhoïde, et a remarqué avec M. Colin, professeur au Val-de-Grâce, que même parmi les gardes mobiles nouvellement venus à Paris, cette affection avait peu de chances de développement, surtout parce que venus tous ensemble, par compagnies et par bataillons, d'un même pays, ces jeunes défenseurs de la patrie évitaient, à l'aide de cette émigration en masse, la nostalgie que cause l'isolement et la dépression morale qui en résulte.

Le typhus, autre maladie qui envahit souvent les camps, les armées et les diverses réunions pénitencières, ne paraît pas bien à craindre non plus.

Cette affection a pour cause certaine, non plus les matières animales en putréfaction, mais la viciation de l'air d'un milieu circonscrit par la respiration et par les émanations du corps humain. Il a cité ces faits concluants des assises d'Oxford ou d'Old-Bayley où l'accumulation des individus et l'odeur des prisonniers malpropres ont causé la mort d'un grand nombre des assistants. Or, ces accumulations d'individus n'auront pas lieu à Paris dont les casernes sont vastes, aérées, et les mouvements d'un service alternatif évitant aux divers corps de troupes les dangers d'un séjour trop prolongé dans un même milieu mal aéré.

Passant sur la variole, qui sera combattue par les vaccinations et revaccinations, peut-être trop différées, M. Béhier est arrivé au scorbut. Cette maladie, comme il l'a remarqué, était fréquente autrefois et tend à disparaître. Il en a donné une description somnaire et a résumé ses traits en deux mots : affaiblissement général et tendance aux hémorrhagies. L'encombrement joue là encore un rôle, mais la mauvaise alimentation a la plus forte part. Cependant il faut bien savoir que l'alimentation salée n'a pas, comme on l'a dit, une influence spécifique et n'agit pas par le sel qu'elle contient, mais bien par le dégoût et la satiété qu'elle inspire et par la fatigue qu'elle impose à l'estomac quand elle constitue l'alimentation exclusive. La privation de végétaux n'est donc plus une cause de scorbut, comme Lind l'a démontré, et si ces substances, comme aussi les fruits acides, sont utiles pour la guérison de la maladie, c'est qu'elles réveillent l'appétit, raniment par la variété les forces digestives et rétablissent la nutrition. Or, a dit M. Béhier, nous avons de la viande fraîche pour longtemps, et au bœuf et au mouton nous pouvons joindre le cheval dont la viande est saine et savoureuse ; en outre, il a donné comme conseils la précaution de commencer de bonne heure l'usage simultané de la viande salée et de la viande fraîche, afin d'habituer graduellement les organes digestifs à l'usage de la première ; de mélanger aux salaisons des acides, citron, vinaigre, cornichons, tomates, additions qui toutes stimulent l'estomac et varient les sensations du goût.

Il a conseillé de favoriser, comme le fait le Gouvernement, la production des végétaux (légumes, salades, chicorée, cresson de fontaine). On se trouvera bien également de l'emploi, à titre préventif, de préparations de quinquina et surtout d'eau ferrée mêlée au vin. Du reste, a-t-il ajouté, le pain et le vin ne manqueront pas, et avec du pain et du vin, ce dernier pris en quantité modérée, le scorbut n'est nullement à craindre.

J'ai été obligé, a-t-il dit en terminant, d'esquisser des tableaux bien noirs et bien tristes, puisque j'ai dû parler de toutes les maladies ; *mais rassurons-nous, aucune n'est vraiment à redouter pour nous.* La ville est vaste, bien percée, bien aérée, l'édilité est préoccupée et veille avec soin, désinfectant, enfouissant et brûlant les matières nuisibles, veillant à l'alimentation qui est largement assurée ; la science, qui s'est mise tout entière au service de la patrie, cherche et s'ingénie ; enfin, la ville est pleine de courage et d'entrain. Vous le voyez, si l'avenir nous est inconnu, nous pouvons l'affronter avec sérénité, et Paris peut sans crainte se proposer d'imiter la conduite que lui ont tracée Toul et Strasbourg, nos deux malheureuse sœurs qui se sont couvertes d'une gloire éternelle.

Conseils sommaires sur l'hygiène du siége. (1)

La conservation, l'aménagement, la distribution équitable, l'emploi intelligent de toutes les substances alimentaires, voilà des questions qui ont une importance capitale dans une ville assiégée.

Parmi les matières premières de l'alimentation, les unes, comme le blé, le riz, le vin, le café, les viandes bien salées ou fumées, les conserves alimentaires, peuvent se garder pour ainsi dire indéfiniment; les autres, telles que les pommes de terre, les légumes, les œufs, les fromages, les viandes imparfaitement salées, peuvent s'altérer et, par conséquent, se perdre. Il importe donc de consommer d'abord, et de les visiter régulièrement. Cette recommandation est plus essentielle pour les aliments conservés dans des locaux obscurs et étroits. Ces visites doivent être faites journellement par les citoyens qui possèdent ces provisions; l'Administration a organisé un service qui fonctionnera régulièrement pour tous les magasins généraux. (2)

Les farines, le blé, le vin, ces matières fondamentales d'une bonne alimentation existent heureusement, à Paris, en quantités assez élevées pour endurer un très-long siége; les réserves d'animaux vivants, quoique considérables, ne sont pas en rapport avec celles du blé, des farines et du vin. Le Gouvernement de la Défense nationale a donc très-sagement fait d'aménager ces ressources, et de ne livrer journellement à la consommation qu'un nombre limité d'animaux.

Les habitants des campagnes ne consomment pas en moyenne, en France, 76 grammes de viande par jour; ils ne se portent pas plus mal que les habitants de Paris, qui en usent trois fois plus. La proportion de viande peut donc être beaucoup diminuée sans aucun dommage pour la santé.

La réduction dans les quantités de viande commande une distribution égale entre tous les citoyens. Les mairies de Paris prennent ou ont pris les mesures les plus efficaces pour atteindre ce résultat désirable.

En temps ordinaire, beaucoup de matières animales étaient ou perdues, ou converties en engrais, ou destinées à diverses industries : il importe aujourd'hui de tout utiliser ce qui est sain pour

(1) Extrait d'une note fournie par M. le professeur Bouchardat.

(2) Voir, à la fin de la brochure, une note sur les *Précautions à prendre pour assurer la conservation des matières alimentaires.*

l'alimentation. La viande de cheval, qui était à tort si négligée par les travailleurs, est maintenant recherchée par tout le monde. Il ressortira de cette grande expérience, faite pendant le siége, qu'il n'est pas de nourriture animale plus substantielle et plus saine. Les os, qui contribuent si efficacement à la qualité du bouillon, ne sont pas épuisés de leurs principes nutritifs lorsqu'ils sortent de la marmite ; ils peuvent y être remis deux ou trois fois avec grand profit, pourvu qu'on ne les laisse point sans nouvel emploi assez de temps pour qu'ils s'altèrent.

Le sang des animaux de boucherie était depuis longtemps transformé en produits industriels ; aujourd'hui il est tout converti en boudin d'une qualité égale au meilleur boudin de porc. Il importe de ne pas faire de provision de cet aliment éminemment réparateur, et de le consommer le plus frais possible.

Le beurre de Normandie ne nous arrive plus, mais toutes les graisses des animaux de boucherie sont converties en graisses de bouche qui remplissent exactement le même rôle que lui pour tous les usages culinaires. Ce beurre animal a rendu d'immenses services à nos soldats en Crimée ; on l'expédiait de Paris dans les pays producteurs du beurre, qui se trouvaient très-bien de cet échange. Au reste, dans toutes les cuisines méridionales le beurre est remplacé par l'huile, et nous en avons d'abondantes provisions.

Une ressource des plus précieuses, et qui ne nous manquera pas, c'est le vin ; un demi-litre de cette fortifiante boisson avec du pain, un peu de viande ou de poisson salés, peuvent constituer un régime très-convenable pour entretenir la santé.

Un peu d'eau-de-vie est efficace pour réchauffer le garde national pendant son séjour au rempart ; mais l'abus de l'eau-de-vie, des liqueurs fortes, est funeste à tous les titres. Si en temps ordinaire l'intempérance est condamnable, en temps de siége c'est un crime.

Le lait ne fait pas complétement défaut, mais la quantité dont on dispose est considérablement diminuée ; il faut le réserver pour les jeunes enfants, les malades et les convalescents. Pour suppléer à son insuffisance, une décoction épaisse de gruau de Bretagne convient, et mieux encore, tant que cela sera possible, un lait artificiel préparé en battant bien un œuf avec 100 grammes d'eau tiède, une très-petite pincée de sel et 6 grammes de sucre.

On a préparé du chocolat avec une forte décoction de gruau ; cette boisson, conservée par le procédé d'Appert, peut tenir lieu de lait pour les adultes.

L'usage d'une infusion de café noir termine agréablement le repas, et de plus, permet de rester bien portant avec une ration réduite. Les magasins de Paris ont d'abondantes provisions de café.

Le tabac est utile au soldat oisif; mais aujourd'hui que son temps a un noble emploi, la consommation peut en être diminuée sans inconvénient.

Parmi les condiments, le sel, le poivre, l'ail, les échalottes, existent en quantité suffisante; ils sont très-précieux pour donner une saveur appétissante aux mets les plus ordinaires. Qui au village n'a fait un excellent déjeuner avec des croûtes de pain frottées d'ail?

Pour boisson, il n'est pas d'eau meilleure que l'eau de Seine filtrée. On peut boire également les eaux de nos puits quand elles n'ont pas d'odeur et de saveur désagréable. Bien longtemps les boulangers et les brasseurs les ont préférées pour fabriquer le pain et la bière aux eaux de la Seine et du canal. Elles sont dures et ne conviennent pour savonner ou cuire les légumes que lorsqu'on y ajoute une cuillerée à café de sel de soude (carbonate de soude) pour 10 litres d'eau.

En temps ordinaire, la propreté de la voie publique ne laissait rien à désirer à Paris: enlèvement des boues, des immondices, arrosement, soin des égouts, tout était régulier et parfait.

Aujourd'hui, la diminution de l'eau distribuée, les modifications du personnel ont causé quelques imperfections; toutefois, il ne faut pas en exagérer l'importance pour la santé publique. Cependant il est bon, pour suppléer à l'insuffisance de l'eau et du personnel, que chaque concierge veille à l'arrosement, à la propreté des cours, des trottoirs et de la voie publique.

Quand les gardes nationaux sont aux remparts et les mobiles dans leurs campements, il est de l'intérêt commun que l'ordre le plus grand règne pour la bonne tenue des lieux d'aisances improvisés. Les matières excrémentitielles doivent être ou régulièrement enlevées chaque jour, ou recouvertes de terre après avoir été désinfectées. Ces précautions prennent une très-grande importance, quand quelques cas de dyssenterie apparaissent dans le campement.

Les soins journaliers de propreté du corps par des lotions, des frictions, le changement du linge, sont toujours salutaires; ils le sont davantage quand un grand nombre de soldats sont couchés dans un espace limité.

Un grand nombre d'habitants de la banlieue sont entrés à Paris; plusieurs locaux sont encombrés; il importe de les aérer le mieux possible de jour et de nuit.

Les refroidissements, non suivis de réaction, déterminent plusieurs maladies graves, parmi lesquelles nous citerons le rhumatisme articulaire, la pneumonie, la bronchite, etc.

Le soldat sur le rempart doit agir pour ne pas ressentir les atteintes du froid; rentré au poste, il doit prendre le plus possible de précautions pour éviter les refroidissements.

Nous avons vivement applaudi au décret qui a ordonné la restitution gratuite des matelas et couvertures, habillements de laine engagées au Mont-de-Piété.

L'exercice énergique aidé d'une alimentation suffisante, voilà les plus sûrs préservatifs du scorbut.

L'état général de la santé de Paris est aussi bon qu'avant le siége. Pour le maintenir, voici quelques mesures sur lesquelles nous appelons l'attention :

Depuis cinq ans, la variole n'a pas cessé de régner ici, et, depuis un an, avec une assez grande intensité; il importe donc que toutes les personnes nouvellement arrivées à Paris, et qui n'ont point été vaccinées, se rendent au plus tôt, le mardi et le samedi, à onze heures, à l'Académie de Médecine ou dans les mairies des vingt arrondissements, pour se faire vacciner.

Il y a toujours, à Paris, des cas isolés de dyssenterie, de fièvre typhoïde, de choléra sporadique ; mais si plusieurs cas de ces maladies se présentaient dans la même maison ou dans les maisons voisines, les médecins traitants, les habitants eux-mêmes, devraient immédiatement en donner avis au Comité d'hygiène siégant à la mairie centrale. Les commissions d'hygiène d'arrondissements, la commission des logements insalubres, prendraient des mesures immédiates pour prévenir les maux qui résultent de l'encombrement dans ces conditions déterminées.

Les mesures sanitaires relatives à la prostitution présentent peut-être actuellement des difficultés exceptionnelles ; les soldats ne doivent pas oublier que les journées d'hôpital enlèvent des défenseurs au pays, au moment où il en a tant besoin.

Éloigner la crainte, les préoccupations tristes, les émotions morales, voilà d'excellents conseils pour maintenir une bonne santé en temps de siége.

Le meilleur moyen pour écarter ces maux, c'est d'avoir la conviction qu'on fait son devoir.

AMBULANCES.

Avis divers.

Nous croyons utile de rappeler quelques-uns des articles de la Convention signée à Genève le 22 août 1864 :

« Art. 1er. Les ambulances et les hôpitaux militaires seront re-
« connus neutres, et, comme tels, protégés et respectés par les bel-
« ligérants, *aussi longtemps qu'il s'y trouvera des malades ou des*
« *blessés.*

« Art. 2. Le personnel des hôpitaux et des ambulances, compre-
« nant l'intendance, les services de santé, d'administration, de
« transport des blessés, ainsi que les aumôniers, participera au bé-
« néfice de la neutralité *lorsqu'il fonctionnera et tant qu'il restera*
« *des blessés à relever ou à secourir.* »

Nous ferons remarquer que la plupart des articles de la Convention de Genève ont été faits pour une armée en marche. Dans ce cas, on comprend l'utilité d'un signe distinctif constant pour le personnel qui fait partie des ambulances, car d'un moment à l'autre il peut y avoir des rencontres avec l'ennemi.

Dans une ville assiégée, les conditions sont changées, car le bénéfice de la neutralité n'a aucune raison d'être aussi longtemps qu'une seule puissance belligérante est maîtresse de tous les points.

Les signes distinctifs n'ont, dans ce cas, d'utilité pratique que pour les médecins et les infirmiers qui sont sur les remparts, et pour ceux qui, après un engagement hors des fortifications, vont relever les blessés.

Quoique la Convention de Genève ne l'indique pas, il est avantageux qu'il soit délivré avec le brassard une carte individuelle. Pour les médecins attachés aux ambulances de rempart, la Mairie de Paris a donné à chacun d'eux un certificat spécial.

Il y a près de 85 ambulances de rempart, instituées et rétribuées par la Mairie de Paris.

Jusqu'à présent, il n'y a pas de jours où plusieurs de ces ambulances n'aient rendu des services, soit aux gardes nationaux, soit aux soldats de l'armée active, soit aux ouvriers employés aux remparts.

Les ambulances sont créées dans le but unique de donner les premiers soins aux blessés. Les malades ne doivent pas y séjourner.

La création de ces ambulances a été faite au profit des différents corps, garde nationale, troupe de ligne, garde mobile, marins, ouvriers du génie. Le personnel, qui y est attaché à poste fixe, est indépendant de ces divers corps, mais tous les chirurgiens ou aides ont en tout temps leur entrée libre dans ces ambulances pour y donner des soins aux blessés.

A la suite des derniers combats livrés hors de l'enceinte, les blessés ont été transportés, soit dans les hôpitaux, soit dans les ambulances privées.

La répartition, faite à la hâte et sans règle précise, n'a pas toujours été satisfaisante.

Il serait à désirer que tous les blessés, après avoir reçu les premiers soins, fussent dirigés sur les hôpitaux ou sur de grandes ambulances, où après un examen attentif ils pourraient être retenus ou confiés aux ambulances privées.

Pour les blessures graves, il est nécessaire que les malades soient dans les services où non-seulement tous les soins peuvent être prodigués, mais encore où les grandes opérations sont faites par des chirurgiens habiles et expérimentés.

Ce n'est qu'après les opérations et pour les plaies moins sérieuses, que le séjour dans les ambulances particulières est utile et nécessaire.

Premiers soins à donner aux blessés. (1)

Plusieurs cas se présenteront :

1° *Lésions traumatiques ordinaires.* — Contusions, fractures simples, luxations, entorses. Pansement simple, compresses imbi-

(1) Cette note est extraite de la conférence faite par le docteur Verneuil, au nom de la Commission des ambulances de rempart, instituées par la Ville de Paris. Cette conférence, ainsi que celle de MM. Béhier et Sée, seront publiées en entier dans la *Revue des Cours scientifiques*. (Germer-Baillière, éditeur, rue de l'École-de-Médecine, n° 17.)

bées d'eau fraîche, mélangée d'un quart d'eau-de-vie camphrée; bande roulée; immobilisation des membres fracturés.

2° *Plaies par armes blanches.* — Pansement simple, purement protecteur; réunion immédiate, rarement urgente.

3° *Plaies par armes à feu, limitées aux parties molles, sans hémorrhagie.* — Pansement simple; un peu de charpie mouillée ou un morceau de diachylon sur les plaies, compresses mouillées, le tout maintenu par un bandange roulé, un bandage de corps, un mouchoir plié en cravate ou en triangle. Point de réunion immédiate.

4° *Plaies avec fracas des os.* — Si la fracture porte sur les os du crâne, du thorax, du bassin, de l'épaule, de la hanche, du coude, du genou, de la main, du pied, le pansement simple suffira d'ordinaire. Si la fracture porte sur le diaphyse de l'humérus, du fémur, des os de la jambe ou de l'avant-bras, on devra immobiliser les membres pour rendre le transport moins douloureux. On y parviendra en entourant le membre d'appareils réguliers ou improvisés, composés d'une serviette, de coussins et d'attelles, maintenus par une série de liens circulaires. Une foule de corps peuvent être utilisés : on fera des attelles avec des lattes, des branches d'arbres, des fourreaux de baïonnettes ou de sabres. On construira d'excellents coussins avec des faisceaux de paille liés de distance en distance.

Toutes les fois que les mouvements d'un membre seront douloureux, on assurera son immobilité.

5° *Plaies par armes à feu, avec corps étrangers.* — On enlèvera, en nettoyant la plaie, tous les corps étrangers qui pourraient la souiller, de même les fragments d'os, les débris de vêtements et les projectiles, à la condition que tous ces corps soient facilement accessibles. S'il en est autrement, et si l'extraction présente des difficultés, elle sera ajournée et pratiquée dans les ambulances centrales.

6° *Plaies par armes à feu, avec hémorrhagie.* — C'est le cas le plus difficile, le plus urgent et qui nécessite seul une intervention prompte et énergique. Si le sang provient de vaisseaux peu importants, on remplira la plaie de charpie, d'amadou, de ouate, disposés en boulettes séparées reliées ensemble par un fil (tamponnement en cerf-volant); quelques compresses imbibées d'eau froide ou d'eau blanche, et maintenues par un bandage un peu serré compléterait le pansement. Si le sang est fourni par un gros vaisseau, on l'arrêtera par la compression digitale dans la plaie ou à distance, ou par le garrot qu'on formera séance tenante d'un lien circulaire et d'un bâtonnet. On tâchera ensuite de lier, aussitôt que possible, les deux bouts du vaisseau divisé. En cas d'impossibilité ou de difficulté trop grande, on tamponnera et on comprimera fortement. *On s'abstiendra, par-dessus tout, de verser dans la plaie le perchlorure de fer, superflu pour les petits vaisseaux, inutile pour les gros et toujours très-funeste aux plaies récentes.*

Les grands débridements, les amputations, les résections ne doivent pas être pratiqués dans les ambulances de rempart, en raison de l'insuffisance du personnel et du matériel, des difficultés de poser les induations et contre-induations, et surtout parce que l'état du blessé ne comporte guère les grandes mutilations dans les premières heures qui suivent la blessure.

Tout au plus conviendrait-il d'achever la séparation d'un membre presque complétement détaché par un gros projectile. On recouvrirait simplement le moignon irrégulier d'un pansement protecteur, après avoir lié les gros vaisseaux.

Les blessés portés à l'ambulance seront souvent épuisés par la douleur, la fatigue, l'inanition, la perte du sang. On leur administrera avec avantage un peu de bouillon, de vin pur ou coupé d'eau. Dans un grand nombre de cas, on remplacera les cordiaux par une petite dose de laudanum ou de vin d'opium, de 5 à 10 gouttes dans un demi-verre d'eau sucrée. Le même médicament conviendrait en cas d'excitation, de quelque nature qu'elle soit.

La chloroformisation sera réservée pour des cas très-exceptionnels.

NOTE DE L'INSPECTEUR DES EAUX ET ÉGOUTS.

Prescriptions diverses, motivées par le siége de Paris.

PRESCRIPTIONS PRATIQUES.

Service des eaux. — Pendant toute la durée du siége, certains quartiers peuvent se trouver privés d'eau par une cause quelconque, presque toujours imprévue. Pour parer à cet inconvénient, tenir au complet l'approvisionnement du ménage, c'est-à-dire maintenir constamment pleins les fontaines, seaux et baquets, tant qu'on a de l'eau à sa disposition. Cette ressource suffira presque toujours pour qu'on n'en soit pas privé pendant le temps qu'exigera le rétablissement de la distribution.

Dans les quartiers bas, alimentés autrefois en eau d'Ourcq, la distribution est intermittente depuis le 23 septembre, époque où le canal a cessé de couler ; elle a lieu tous les jours, de huit heures à onze heures du matin ; veiller à ce que l'approvisionnement du ménage soit fait exactement pendant ces trois heures; si cette durée du service était encore réduite, comme c'est possible, éviter tout gaspillage d'eau.

On fait savoir à la population qu'elle peut, sans inconvénient, boire de l'eau de puits lorsqu'elle est sans saveur ni odeur.

L'eau de pluie peut être avantageusement substituée à l'eau des puits et même aux eaux de la ville pour certains usages, tels que savonnages, cuisson des légumes, et en général pour tous les besoins de la toilette. Recueillir avec soin ces eaux dans des récipients en bois, en démontant le dernier des tuyaux de descente au-dessous du sol des cours.

Depuis que le canal de l'Ourcq et l'aqueduc de la Dhuys sont coupés, la distribution est faite entièrement avec les eaux de Seine, de Marne et des puits artésiens en général mélangées. Toute la population sait que ces eaux doivent passer par le petit filtre de ménage, avant d'être bues.

Incendies. — Dans le cas, assez improbable d'ailleurs, où la ville serait bombardée, il faudrait prendre immédiatement les mesures suivantes :

Descendre à la cave tous les objets combustibles, tels que bois, étoffes autres que celles en soie ou en laine; débarrasser surtout les greniers et les étages supérieurs; mettre en lieu sûr les matières explosibles, les cartouches et la poudre; s'assurer que les pompes, poulies, cordages et seaux des puits sont en bon état.

Placer dans chaque cour au moins une tonne remplie d'eau; placer des seaux et des baquets pleins d'eau sur chaque palier des escaliers, et des sacs de sable ou de terre dans les maisons et les magasins où il existe un dépôt d'huile de pétrole (1).

Les personnes qui s'absenteront, même momentanément, déposeront leurs clefs chez le concierge ou chez les voisins, afin de faciliter l'accès de l'appartement si un incendie se manifestait.

Si un projectile incendiaire tombe sur une maison, prendre immédiatement les mesures suivantes :

Dès que le projectile a éclaté, chercher à éteindre l'incendie avec des chiffons ou des éponges imbibés d'eau; les débuts d'un incendie produit par un projectile de guerre sont généralement peu graves.

Prévenir immédiatement le poste de fontainiers de l'arrondissement et le poste de pompiers du quartier. (Voir, à la suite de cette note, les adresses des postes.)

Mesures à prendre pour la sûreté des personnes.— Au moment de la chute d'une bombe ou d'un obus, se précipiter à plat ventre jusqu'au moment de l'explosion, si l'on n'est pas garanti par un meuble ou un mur; après l'explosion, vérifier sans retard l'effet du projectile.

Si c'est une fusée, facilement reconnaissable aux jets de flamme qui s'en échappent, l'explosion n'est pas à craindre; il faut néanmoins attendre l'extinction de ces flammes avant de faire la vérification.

Ne pas oublier que les Compagnies d'assurance ne répondent pas des incendies occasionnés par guerre, invasion, émeute et force militaire quelconque.

---

(1) On pourra empêcher l'altération de l'eau qui séjournerait longtemps dans les tonneaux en y mettant du charbon de bois concassé, enfermé dans un sac de toile (environ un demi-litre par hectolitre d'eau); dans le cas où, après un certain temps, l'eau présenterait des traces de mauvaise odeur, il suffirait de renouveler le charbon en même quantité. L'acide phénique (environ un petit verre par tonneau), le goudron, produiront des effets analogues.

Les sels minéraux (sulfate d'alumine, de fer, etc.), ajoutés à l'eau, facilitent l'extinction des incendies.

Postes des Fontainiers de la Ville de Paris.

ARRONDISSEMENTS.	DÉSIGNATION.	LOCALITÉS.	NOMS DES CHEFS.
1er	Bureau central .... Fontaine de l'Arbre-Sec.....	Rue Saint-Honoré, n° 111...	Lalo, inspecteur. Adde, contrôleur principal.
1er	Fontaine-Molière	Rue Molière..............	Vuatellin.
2e	Fontaine-Colbert	Rue Colbert, n° 6.........	Joron.
3e	Mairie....................	Place du Temple..........	Cordier.
4e	Mairie....................	Place Saint-Jean	Jean.
5e	Réservoir Saint-Victor......	Rue Linné, n° 23..........	Chevallet.
6e	Place de l'École-de-Médecine.	» n° 21.........	Parizot.
7e	Rue de Vaugirard, n° 87....	»	Lapeyre.
8e	Réservoirs de Monceau	Boulevard des Batignolles....	Hubert.
9e	Fontaine de la Boule-Rouge.	Rue de la Boule-Rouge, n° 5.	Delagrange.
10e	Mairie....................	Rue du Faubourg-St-Martin..	Caillet.
11e	Mairie....................	Place du Prince-Eugène.....	Aubert.
12e	Boulevard de Picpus, n° 8...	»	Piquart.
13e	Boulevard d'Italie, n° 19....	»	Chevalier.
14e	Rue d'Alésia, n° 88........	»	Boulanger.
15e	Rue de l'Abbé-Groult, n° 125.	»	Fiévet.
16e	Rue des Réservoirs (ancien Passy), n° 4............	»	Baudinot.
17e	Rue Capron, n° 33	»	Taurel.
18e	Passage Cottin, n° 3........	»	Vincenti.
19e	Boulev. de La Villette, n° 206.	»	Roger.
20e	Rue de Bagnolet, n° 133....	»	Margerie.

Désignation des emplacements des casernes et des postes de pompiers de la Ville de Paris.

ARRONDISSEMENTS.	DÉSIGNATION.	LOCALITÉS.	QUARTIERS.
	1° Casernes.		
1er	Caserne	Rue de Rivoli	Saint-Germain-l'Auxerrois.
4e	Idem de l'État-Major	Boulevard du Palais, n° 9	Notre-Dame.
Id.	Idem	Rue Sévigné, n° 7	des Archives.
5e	Idem	Rue de Poissy, n° 24	Saint-Victor.
6e	Idem	Rue du Vieux-Colombier, n° 11	Notre-Dame-des-Champs.
9e	Idem	Rue Blanche, n° 24	Saint-Georges.
10e	Idem	Boulev. de La Villette, n° 157	St-Vincent-de-Paul.
Id.	Idem	Rue du Château-d'Eau, n° 68	Porte-Saint-Martin.
12e	Idem	Boulevard de Reuilly, n° 24	Picpus.
15e	Idem	Rue des Entrepreneurs, n° 78	de Javel.
16e	Idem	Rue des Réservoirs, n° 9	de la Muette.
20e	Idem	Rue de la Mare, n° 63	Belleville.
	2° Postes.		
1er	Mairie	Rue Perrault, n° 22	Saint-Germain-l'Auxerrois.
Id.	Palais des Tuileries	»	Saint-Germain-l'Auxerrois.
Id.	Quai du Louvre	Port Saint-Nicolas (pompe à vapeur)	Saint-Germain-l'Auxerrois.
Id.	Ministère de la Justice	Rue du Luxembourg, n° 26	Place Vendôme.
Id.	Ministère des Finances	Rue de Monthabor, n° 21	Place Vendôme.
Id.	Préfecture de Police	»	de la Monnaie.
Id.	Banque de France	Rue Baillif	Vivienne.
Id.	Administration des Postes	Rue Coq-Héron, n° 12	des Halles.
Id.	»	Rue des Deux-Écus	des Halles.
Id.	Palais-Royal	Péristyle Montpensier	du Palais-Royal.
2e	Bibliothèque nationale	Rue Richelieu, n° 58	Vivienne.
Id.	»	Rue aux Ours, n° 34	Bonne-Nouvelle.
Id.	Théâtre des Italiens	Rue Marsollier	Gaillon.
3e	Arts-et-Métiers	Rue Réaumur	Arts-et-Métiers.
Id.	Imprimerie nationale	Rue Vieille-du-Temple, n° 37	Archives.
Id.	Mairie	Rue Caffarelli	Enfants-Rouges.
Id.	Archives	»	Archives.

ARRONDISSEMENTS.	DÉSIGNATION.	LOCALITÉS.	QUARTIERS.
4e	Mairie......................	Rue François-Miron.........	Saint-Gervais.
Id.	»	Rue des Blancs-Manteaux, 16.	
Id.	Magasin de la Ville.........	Boulevard Morland..........	Arsenal.
Id.	Grenier d'abondance........	Boulevard Bourdon.........	
Id.	Hôtel de Ville..............	Place de l'Hôtel-de-Ville.....	Saint-Merry.
Id.	Idem (annexe)......	Idem nº 9.	
5e	Collége de France..........	Rue Thouin, nº 16..........	de la Sorbonne.
Id.	Bibliothèque Ste-Geneviève..	»	
Id	Val de Grâce..............	Rue Saint-Jacques, nº 277...	Val-de-Grâce.
Id.	Halle aux vins..............	»	Saint-Victor.
Id.	Caserne Mouffetard.........	»	Jardin-des-Plantes.
Id.	Halle aux cuirs.............	»	
6e	»	Rue Bonaparte, nº 16.......	Saint-Germain-des-Prés.
Id.	Palais du Sénat............	Rue de Vaugirard, nº 25.....	Odéon.
Id.	École des Mines............	Boulevard Saint-Michel......	
Id.	Église.....................	Rue Notre-Dame-des-Champs.	Notre-Dame-des-Champs.
Id.	Institut....................	»	Monnaie.
Id.	Hôtel des Monnaies.........	»	
7e	Mairie.....................	Rue de Grenelle, nº 116.....	des Invalides.
Id.	Palais Législatif............	Rue de l'Université, nº 126..	
Id.	Hôtel des Invalides.........	»	
Id.	Campement militaire........	Rue Malar, nº 2............	Gros-Caillou.
Id.	Garde-Meuble..............	Quai d'Orsay, nº 103.......	
Id.	»	Avenue de Labourdonnaye...	
Id.	»	Avenue Bosquet, nº 14......	
Id.	»	Avenue de la Mothe-Piquet, nºs 54-56...............	
Id.	Cartes et plans.............	Rue de l'Université, nº 13...	St-Thomas-d'Aquin
Id.	Ministère des Travaux publics.		
Id.	Caisse des dépôts et consignations...................	»	
		»	
Id.	Église Saint-François-Xavier.	»	École-Militaire.
Id.	École militaire.............	»	
Id.	Place Mauban..............	»	

ARRONDISSEMENTS.	DÉSIGNATION.	LOCALITÉS.	QUARTIERS.
8e	»	Rue de Ponthieu, n° 63.....	du Faub.-du-Roule.
Id.	»	Rue de la Pépinière, n° 34...	
Id.	Collége Chaptal	Rue du Roi-de-Rome	Europe.
Id.	Omnibus	Boulevard Malesherbes	
Id.	Ministère de la Marine.......	Rue Royale, n° 2...........	
Id.	Ministère de l'Intérieur......	Rue Cambacérès, n° 40......	Madeleine.
Id.	Palais de l'Élysée	»	
Id.	Palais de l'Industrie	Côté Est...................	Champs-Élysées.
9e	Mairie......................	»	
Id.	»	Rue Richer, n° 6...........	du Faubourg-Montmartre.
Id.	Conservatoire de Musique ...	»	
Id.	»	Rue du Cardinal-Fesch, 8 *bis*.	
Id.	»	Rue Rochechouart, n° 52....	
Id.	Collége Rollin..............	»	Rochechouart.
Id.	Petites voitures.............	Rue Bellefond..............	
10e	»	Rue Grange-aux-Belles, n° 24.	Hôpital-St-Louis.
Id.	»	Rue du Faub.-St-Martin, 160.	
Id.	»	Rue Philippe-de-Girard......	St-Vincent-de-Paul.
Id.	»	Rue du Faub.-St-Denis, 188.	
11e	Mairie......................	Avenue Parmentier.........	
Id.	Mont-de-Piété	Rue Duranti, n° 1..........	de la Roquette.
Id.	»	Rue du Chemin-Vert, n° 22..	
Id.	Courtille..................	Rue du Faub.-du-Temple, 68.	Folie-Méricourt.
Id.	Maison Bariquand	Rue Oberkampf, n° 127.....	
Id.	»	Boulev. Richard-Lenoir, n° 74	Saint-Ambroise.
Id.	»	Impasse des Nonettes.......	
Id.	»	Rue Saint-Bernard, n° 15....	Sainte-Marguerite.
Id.	»	Rue de Charonne, n° 22....	
12e	»	Boulevard de Picpus, n° 86..	de Picpus.
Id.	»	Rue Picpus, nos 57 et 59.....	
Id.	»	Rue de Charenton, n° 323...	Bel-Air.
Id.	»	Rue Soulage, n° 29.........	
Id.	Magasin à fourrages	Rue de Bercy-St-Antoine, n° 7.	de Bercy.
Id.	»	Quai de Bercy, n° 36 (pompe à vapeur).............	

ARRONDISSEMENTS.	DÉSIGNATION.	LOCALITÉS.	QUARTIERS.
12e	Quinze-Vingts	»	des Quinze-Vingts.
Id.	»	Rue de Charenton, nº 120	
Id.	Grand-Théâtre parisien	Rue de Lyon	
Id.	Hôpital Saint-Antoine	»	
13e	»	Quai de la Gare, nº 22	de la Gare.
Id.	»	Rue du Château-des-Rentiers.	
Id.	Institution Elvry	Rue Chevaleret	
Id.	Gazomètre	Avenue de Choisy	
Id.	Hôpital de la Salpêtrière	»	de la Salpêtrière.
Id.	Abattoirs d'Ivry	Boulevard de l'Hôpital, nº 151.	
Id.	Impasse Simonet	Rue de la Butte-aux-Cailles	Maison-Blanche.
14e	Mairie (pompe à vapeur)	»	du Petit-Montrouge.
Id.	»	Rue Ducouëdic, nº 30	
Id.	»	Chaussée du Maine, nº 170	
Id.	»	Rue Saint-Médard, nº 1	Plaisance.
Id.	»	Rue de l'Ouest	
Id.	Marché aux chevaux et aux fourrages	Boulevard d'Enfer	Montparnasse.
Id.	»	Rue Campagne-Première	
Id.	»	Boul. du Montparnasse, nº 82.	
15e	»	Rue de la Procession, nº 12	Saint-Lambert.
Id.	»	Rue Lecourbe, nº 149 (poste provisoire)	
Id.	»	Rue de l'Abbé-Groult, nº 138.	
Id.	Usine à gaz	»	
Id.	Abattoirs de Grenelle	Place de Breteuil, nº 4	Necker.
Id.	»	Place Cambronne, nº 5	
Id.	Abattoirs	Rue des Fourneaux	
Id.	»	Quai de Javel (provisoire)	Javel.
Id.	»	Rue Saint-Charles, nº 129	
Id.	»	Avenue de Suffren, nº 42	Grenelle
Id.	Usine Cail	Quai de Grenelle, nº 15	
Id.	Caserne Dupleix	»	
Id.	»	Rue du Théâtre, nº 79	

ARRONDISSEMENTS.	DÉSIGNATION.	LOCALITÉS.	QUARTIERS.
16e	»	Place d'Auteuil, n° 1	d'Auteuil.
Id.	Arcades du Point-du-Jour...	»	
Id.	»	Rue Michel-Ange	
Id.	»	Rue Bois-Levant, n° 1	de la Muette.
Id.	Usine à gaz.................	A Passy	
Id.	Manutention militaire.......	Quai de Billy, n° 34	des Bassins.
Id.	Avenue d'Eylau.............	Rue Copernic, n° 12........	
Id.	»	Avenue d'Eylau, n° 87	Porte-Dauphine.
17e	Mairie......................	Rue des Batignolles	des Batignolles.
Id.	»	Rue Saussure, n° 64........	
Id.	»	Rue Legendre..............	
Id.	Usine à gaz	Aux Ternes	Plaine Monceau.
Id.	»	Rue de l'Arc-de-Triomphe, 37.	des Ternes.
Id.	Maison Ratier..............	Près la rue Bayen	
Id.	Omnibus	Avenue des Ternes	
Id.	»	Rue Dautancourt, n° 23......	des Épinettes.
Id.	Usine Gouin...............	Avenue de Clichy, n° 176....	
18e	Mairie......................	Rue des Abbesses...........	de Clignancourt.
Id.	»	Rue du Mont-Cenis, n° 3 ...	
Id.	»	Rue Léon, n° 13...........	Goutte-d'Or.
Id.	»	Rue Doudeauville, n° 1	
Id.	»	Rue de la Charbonnière, n° 10.	
Id.	Marché de La Chapelle......	»	de La Chapelle.
19e	»	Rue de l'Ourcq, n° 62......	du Pont-de-Flandre
Id.	»	Rue de Crimée, nos 99-101...	
Id.	Abattoirs généraux..........	Rue de Flandre............	
Id.	»	Idem n° 95.......	
Id.	»	Quai de Seine.............	de La Villette.
Id.	»	Quai de la Loire	
Id.	»	Rue de Tanger............	
Id.	»	Rue d'Aubervilliers, n° 4....	
Id.	»	Rue Curial................	
Id.	»	Rue Riquet...............	
Id.	»	Rue Compans, n° 67........	Amérique.
Id.	»	Rue Rébeval..............	du Combat.
Id.	Canal Saint-Denis...........	»	du Pont-de-Flandre

ARRONDISSEMENTS.	DÉSIGNATION.	LOCALITÉS.	QUARTIERS.
20e	Mairie......................	Rue de Belleville, nº 130 ...	de Belleville.
Id.	»	Rue Vilin, nº 3	
Id.	»	Rue de Bagnolet, nº 1......	du Père-Lachaise.
Id.	»	Rue de la Cour-des-Noues, 15.	
Id.	»	Rue de la Réunion, nº 46 *bis*.	Charonne.
Id.	Usine à gaz de Saint-Mandé..	»	

SERVICE DE LA VOIE PUBLIQUE.

Rapport de l'Ingénieur en chef.

La salubrité de Paris exigeait des mesures spéciales pendant l'état de siége :

L'enlèvement et le transport en dehors de Paris des ordures ménagères ne pouvait plus se faire ; de même pour les fumiers ;

Le balayage était désorganisé par suite du départ des Allemands qui composaient en partie les ateliers du nettoiement ;

L'arrosement était supprimé en raison du manque d'eau provenant de la coupure du canal de l'Ourcq et de l'aqueduc de la Dhuys ;

Enfin, la présence permanente sur la voie publique d'une grande quantité de mobiles, gardes nationaux, etc., augmentait beaucoup le nombre des points à nettoyer et à désinfecter.

Ordures ménagères. — Chacun connaît les mesures prescrites (arrêtés du 11 septembre du Maire de Paris) pour arrêter le répandage des ordures ménagères sur la voie publique, et pour en assurer le dépôt dans les lieux désignés, en dedans de l'enceinte, mais éloignés des habitations. Des instructions suivirent immédiatement pour opérer efficacement la désinfection de ces dépôts. On traita avec la Compagnie du gaz pour un large approvisionnement d'huile lourde dont les expériences récentes avaient prouvé la propriété désinfectante ; on établit des réservoirs à chaque dépôt ; on donna les instructions nécessaires pour la pratique, et enfin l'on fit continuer le plus possible le transport au dehors, les dépôts à l'intérieur ne devant être utilisés qu'en cas d'absolue nécessité.

Chaque ingénieur s'était d'ailleurs assuré des moyens de transport, et dans des conditions qui ne s'éloignent pas beaucoup des conditions des marchés antérieurs ; une difficulté s'élève toutefois au sujet de la possibilité de continuer à nourrir le nombre de chevaux indispensable ; on s'en occupe.

Fumiers. — Les mêmes mesures furent prescrites pour les dépôts de fumiers (arrêté du 26 septembre).

L'enlèvement des fumiers des parcs de bestiaux a d'ailleurs été immédiatement organisé soit par l'intérêt privé, soit par le service municipal.

Balayage. — Le service du balayage, désorganisé dans quelques parties par le départ d'une certaine quantité d'Allemands composant (avec leur femme) les ateliers du nettoiement, et en outre par l'emploi aux travaux des fortifications et par le service de la garde nationale de la plupart des cantonniers, a été rétabli ; on a embrigadé de nouveaux ouvriers (en ouvrant ainsi une ressource aux habitants des communes riveraines forcés d'entrer dans Paris), et l'on a exempté les cantonniers du service de la garde nationale ; — aujourd'hui, le service est fait de nouveau très-régulièrement.

Ici une observation est indispensable, car on signale souvent la malpropreté de cours, impasses, etc. ; mais le service public ne peut se substituer au service privé, et il doit rester bien entendu que ce sont les propriétaires et riverains des cours et impasses *privées* qui doivent en assurer la propreté ; le service public n'ayant ici qu'à faire l'enlèvement des ordures et détritus qui doivent *être apportés sur le passage des tombereaux.*

Arrosement. — On n'a pu suppléér que très-imparfaitement au manque d'eau pour le service public ; on a toutefois continué ou repris l'arrosement sur les chaussées voisines de la Seine où les tonneaux ont été puiser de l'eau au moyen de pompes ; du reste, ce service va naturellement prendre fin et devenir inutile en raison de la saison.

Mais nous devons faire ressortir que si les tonneaux n'ont pu être occupés à l'arrosement public, ils ont rendu d'autres services très-importants, notamment pour l'approvisionnement en eau des forts et pour l'abreuvement des bestiaux dans les parcs improvisés en dedans de l'enceinte de Paris.

Salubrité. — Dès que le service du nettoiement a pu être reconstitué, on a profité des approvisionnements faits avec une grande prévoyance de quantités considérables de désinfectants, et entre autres de chlorures de chaux, pour assainir tous les points que le public venait incessamment salir et infecter ; ce service fonctionne régulièrement, et l'on peut dire certainement aujourd'hui que Paris n'a jamais été dans un état plus satisfaisant de nettoiement et de salubrité.

MAIRIE DE PARIS.

issement des résidus d'animaux.

upation d'un terrain, quai de Javel.

LE MAIRE DE PARIS,

Considérant que pendant la durée du siége, les matières insalubres et notamment les résidus d'animaux ne pourront être transportés hors Paris; qu'il y a lieu, dès lors, d'autoriser l'occupation des terrains nécessaires au dépôt de ces résidus;

ARRÊTE :

Art. 1er. — MM. Souffrice et Arlot, chargés d'opérer l'enfouissement des résidus d'animaux, en vertu de l'arrêté en date du 23 septembre courant, sont autorisés, sauf règlement ultérieur des indemnités, s'il y a lieu, à occuper le terrain situé quai de Javel, à l'angle du chemin de fer.

Art. 2. — Le Directeur de la Voie publique et des Promenades est chargé d'assurer l'exécution du présent arrêté, dont ampliation sera adressée aux Sieurs Souffrice et Arlot, et au propriétaire du terrain ci-dessus désigné.

Paris, le 25 *septembre* 1870.

Signé : ÉTIENNE ARAGO.

MAIRIE DE PARIS.

Enlèvement des animaux morts et des matières animales.

MM. Souffrice et Cie et Arlot.

LE MAIRE DE PARIS,

Vu la soumission par laquelle MM. Souffrice et Cie et Arlot proposent de se charger de l'enlèvement et de l'enfouissement des matières animales et détritus provenant d'animaux morts, d'étaux de boucherie, etc.;

Vu l'avis favorable de la Commission d'hygiène et de salubrité, en date du 21 septembre présent mois;

ARRÊTE :

Art. 1er. — La soumission ci-dessus visée est acceptée. En conséquence, MM. Souffrice et Cie et Arlot pourvoiront chaque jour, sous la surveillance et d'après les prescriptions de l'autorité, à l'enlèvement des chevaux abandonnés sur la voie publique, des chevaux et animaux autres que ceux appartenant à l'approvisionnement de Paris, des boyaux et autres détritus des animaux des abattoirs, le sang excepté, des épluchures des étaux de boucherie, des matières animales des halles et marchés et de celles provenant des établissements de traiteurs et restaurateurs.

Art. 2. — MM. Souffrice et Cie et Arlot établiront dans chaque mairie, et à leurs frais, un employé chargé de recevoir les indications des animaux morts et autres matières analogues à enlever.

Art. 3. — Les animaux morts et autres matières enlevées en vertu du présent arrêté seront transportés et enfouis dans un terrain désigné par l'administration.

Si ce terrain venait à être exposé au bombardement, il en serait désigné un autre par l'administration.

Art. 4. — La Ville fournira gratuitement à MM. Souffrice et Cie et Arlot les désinfectants nécessaires pour l'enfouissement des matières dont il s'agit.

Art. 5. — Les produits de cet enfouissement appartiendront à MM. Souffrice et Cie et Arlot pour être convertis ultérieurement en engrais agricoles.

Art. 6. — Les équarisseurs pourront porter dans la décharge ci-dessus indiquée les produits de leur industrie.

Art. 7. — Pendant la durée de leur service, MM. Souffrice et Cie et Arlot recevront une rétribution fixée à quinze cents francs par jour, qui leur sera payée tous les dix jours.

Cette rétribution sera prélevée sur le crédit de 5 millions ouvert au budget de la Ville par le décret du 7 septembre 1870 pour dépenses générales de la guerre.

Art. 8. — L'exécution du présent marché leur est garantie par la Ville pour un mois.

Art. 9. — MM. Souffrice et Cie et Arlot supporteront les frais de timbre et d'enregistrement auxquels pourra donner lieu le présent arrêté.

Art. 10. — Les Directeurs des affaires municipales et de la Voie publique et des Promenades sont chargés, chacun en ce qui le concerne, de l'exécution du présent arrêté dont ampliation sera adressée :

1° à MM. Souffrice et Cie et Arlot;
2° à la Direction des Affaires municipales;
3° à la Direction de la Voie publique et des Promenades;
4° *En double*, à la Direction de la Comptabilité.

MAIRIE DE PARIS.

LE MAIRE DE PARIS,

Considérant que, dans les circonstances actuelles, la salubrité de la ville est une nécessité de premier ordre, et que tout ce qui peut y contribuer constitue un devoir étroit pour tous les habitants; que le balayage journalier de la voie publique est un moyen des plus efficaces pour atteindre ce but;

ARRÊTE :

Art. 1er. — Les dispositions contenues dans l'ordonnance du 1er septembre 1853, concernant le balayage, seront publiées de nouveau, par voie d'affiche, à la suite du présent arrêté, dans toute l'étendue de la ville de Paris.

Art. 2. — Les contraventions aux prescriptions de ladite ordonnance du 1er septembre 1853 seront constatées et poursuivies conformément aux lois et règlements en vigueur.

Art. 3. — L'Inspecteur général des Ponts et Chaussées, Directeur de la Voie publique et des Promenades, est chargé de l'exécution du présent arrêté.

Fait à Paris, le 6 octobre 1870.

Signé : ÉTIENNE ARAGO.

Pour ampliation :

Le Secrétaire général,

Jules MAHIAS.

Extrait de l'ordonnance du 1er *septembre* 1853, *concernant le balayage de la voie publique.*

ART. 1er.

Les propriétaires ou locataires sont tenus de faire balayer complétement, chaque jour, la voie publique au devant de leurs maisons, boutiques, cours, jardins et autres emplacements.

Le balayage sera fait jusqu'aux ruisseaux dans les rues à chaussée fendue.

Dans les rues à chaussée bombée et sur les quais, le balayage sera fait jusqu'au milieu de la chaussée.

Le balayage sera également fait sur les contre-allées des boulevards jusqu'aux ruisseaux des chaussées.

Les boues et immondices seront mises en tas; ces tas devront être placés de la manière suivante, selon les localités, savoir :

Dans les rues sans trottoirs, entre les bornes; dans les rues à trottoirs, le long des ruisseaux, du côté de la chaussée si la rue est à chaussée bombée; et le long des trottoirs, si la rue est à chaussée fendue; sur les boulevards, au bord des trottoirs, du côté de la chaussée.

Dans tous les cas, les tas devront être placés à une distance d'au moins deux mètres des grilles et des bouches d'égouts.

Nul ne pourra pousser les boues et immondices devant les propriétés de ses voisins.

ART. 2.

Le balayage sera fait entre six heures et sept heures du matin, du 1er octobre au 31 mars.

En cas d'inexécution, le balayage sera *fait d'office* aux frais des contrevenants.

.... Il est interdit à toute personne étrangère à l'Administration municipale de balayer ou de faire balayer la voie publique en dehors des heures ci-dessus fixées.

ART. 3.

....

ART. 4.

En outre du balayage prescrit par l'art. 1er, les propriétaires ou locataires seront tenus de faire gratter, laver et balayer chaque jour les trottoirs existant au devant de leurs propriétés, ainsi que les bordures desdits trottoirs, aux heures fixées par l'art. 2.

Cette disposition est applicable aux dalles établies dans les contre-allées des boulevards; les propriétaires ou locataires seront tenus de les faire gratter, laver et balayer chaque jour; les boues et ordures provenant de ce balayage seront mises en tas, ainsi qu'il est prescrit par l'art. 1er.

L'eau du lavage des trottoirs et des dalles devra être balayée et coulée au ruisseau.

Les propriétaires ou locataires devront également faire nettoyer intérieuremen et dégager les gargouilles placées sous les trottoirs des rues et sous les dallages des boulevards, de toutes ordures et objets quelconques qui pourraient les obstruer. Ce nettoiement doit être fait chaque jour aux heures prescrites pour le balayage.

ART. 5.

....

ART. 6.

Dans les rues à chaussée bombée, chaque propriétaire ou locataire doit tenir libre le cours du ruiseau au devant de sa maison : dans les rues à chaussée fendue, il y pourvoira conjointement avec le propriétaire ou locataire qui lui fait face.

Les ruisseaux sous trottoirs, dits en encorbellement, devront être dégagés des boues et ordures, et tenus toujours libres et en état de propreté.

ART. 7.

....

ART. 8.

....

ART. 9.

Les concierges, portiers ou gardiens des établissements publics et maisons domaniales sont personnellement responsables de l'exécution des dispositions ci-dessus, en ce qui concerne le balayage de la voie publique, le nettoiement des trottoirs, des ruisseaux... au devant des établissements et maisons auxquels ils sont attachés.

RÉPUBLIQUE FRANÇAISE.

LE GOUVERNEMENT DE LA DÉFENSE NATIONALE,

Considérant que les circonstances actuelles exigent des modifications dans le service de l'enlèvement des produits et ordures ménagères pour assurer la propreté de la voie publique et la salubrité de la cité,

ARRÊTE :

Art. 1er. — L'art. 11 de l'ordonnance de police du 1er septembre 1853, qui autorise le dépôt sur la voie publique des ordures et résidus de ménage, est rapporté.

En conséquence, il est interdit de déverser dans les rues, sur les quais, places, ports, berges de la rivière, et généralement sur aucun point de la voie publique, des résidus quelconques de ménage.

Au premier son de la cloche qui annoncera le passage du tombereau, ces résidus seront versés directement par les habitants dans les voitures de nettoiement; ces résidus pourront être déposés dans des récipients qui seront placés à la porte des maisons à cinq heures et demie du matin.

Ces récipients seront enlevés et déversés dans les voitures par leurs desservants.

Art. 2. — La même interdiction et les mêmes obligations s'étendent aux maisons situées dans les cours, passages, cités, impasses inaccessibles aux voitures d'enlèvement.

Art. 3. — Le présent arrêté, qui sera immédiatement publié dans la forme ordinaire, sera exécutoire à dater du 16 de ce mois.

Fait à l'Hôtel de Ville, le 11 septembre 1870.

POUR LE GOUVERNEMENT DE LA DÉFENSE NATIONALE,

Le Membre du Gouvernement,
délégué près l'Administration du Département,
JULES FERRY.

RÉPUBLIQUE FRANÇAISE.

LE MAIRE DE PARIS,

Considérant que, pendant la durée du siége, les produits de l'enlèvement des boues et immondices ne pourront être transportés en dehors de Paris; qu'il y a lieu, dès lors, d'autoriser le Directeur de la Voie publique à occuper les terrains nécessaires au dépôt de ces boues et immondices, qui y seront immédiatement désinfectées;

ARRÊTE :

Art. 1er. — Le Directeur de la Voie publique et les Ingénieurs sous ses ordres sont autorisés à déposer les boues et les ordures provenant de chaque section d'Ingénieur sur les lieux ci-après désignés:

1re Section. — Terrain derrière le cimetière Montmartre.
— Rue des Grandes-Carrières, 12 et 14 (18e arrondissement).
2e Section. — Terrain à l'angle du boulevard Davoust et du cours de Vincennes (20e arrondissement).
— Carrières Rousset, boulevard Mortier, près la porte de Bagnolet.
3e Section. — Terrain de la Compagnie des Glacières, rue de la Glacière, 123 (13e arrondissement).
— Carrière du parc de Montsouris (13e arrondissement).
4e Section. — Rue Kléber, du no 15 à 23 (15e arrondissement).
— Ancien Hippodrome, avenue d'Eylau (16e arrondissement).
5e Section. — Carrières d'Amérique (19e arrondissement).
6e Section. — Terrain rue Marceau, au coin de la rue Nicolaï (12e arrondissement).
7e Section. — Carrière entre la rue du Chevaleret et le sentier du Dessous-des-Berges (13e arrondissement).
— Rue de Vanves, partie comprise entre le chemin de fer de Ceinture et la rue du Transit (14e arrondissement).
8e Section. — Rue Kléber, du no 13 au 23 (15e arrondissement).
— Ancien Hippodrome, avenue d'Eylau (16e arrondissement).
9e Section. — Entre le boulevard Péreire et la rue Militaire, place Nouvelle (17e arrondissement).
— Terrain entre les rues Ordener et Ramey (8e arrondissement).
10e Section. — Carrières d'Amérique (19e arrondissement).
— Carrières Rousset, boulevard Mortier, près la porte de Bagnolet (20e arrondissement).

Art. 2. — Les Ingénieurs pourront pénétrer dans les propriétés voisines pour y faire circuler les voitures chargées de boues et immondices, et y établir des chemins d'accès nécessaires, sauf règlement ultérieur des indemnités.

Ils pourront, au besoin, et en cas d'insuffisance des localités désignées à l'article précédent, occuper tout autre emplacement non cultivé ou bâti, dans les 12e, 13e, 14e, 15e, 16e, 17e, 18e, 19e et 20e arrondissements.

Paris, le 11 septembre 1870.

ÉTIENNE ARAGO.

Approuvé par le Gouverneur de Paris, président du Gouvernement, en vertu des pouvoirs qui lui sont conférés par l'état de siége,

Général TROCHU.

MAIRIE DE PARIS.

Dépôts de fumiers.

LE MAIRE DE PARIS,

Considérant que, pendant la durée du siége, les produits de l'enlèvement des fumiers provenant des écuries des particuliers ne peuvent plus être transportés en dehors de Paris; qu'il y a lieu, dès lors, de désigner des terrains pour servir de lieux de dépôt à ces fumiers;

ARRÊTE :

Art. 1er. — Les fumiers provenant des écuries ou étables appartenant à des particuliers seront déposés sur les terrains ci-après désignés :

1° Place Daumesnil, angle de la rue Lamblardie (12e arrondissement);

2° Rue du Chevaleret, nos 68 et 93 (13e arrondissement);

3° Square de Monsouris, terrains le long de la Bièvre, vis-à-vis de la rue d'Alésia (14e arrondissement);

4° Avenue Saint-Charles, sablière de M. HÉLIE, entre la rue Saint-Paul et la rue Leblanc (15e arrondissement);

5° Quai de Javel, n° 27 (15e arrondissement);

6° Boulevard Malesherbes, côté droit au delà de la place de Wagram, vis-à-vis du dépôt de la Compagnie des Omnibus (17e arrondissement);

7° Rue Damrémont, entre la butte Montmartre et la rue Marcadet (18e arrondissement);

8° Carrières d'Amérique (19e arrondissement).

Art. 2. — Pour l'indication de l'accès des dépôts de fumiers et pour les dispositions à prendre dans l'intérieur de ces dépôts, on devra se conformer aux prescriptions des Ingénieurs du Service municipal de la Ville de Paris.

Art. 3. — Le Directeur de la Voie publique est chargé de l'exécution du présent arrêté, dont ampliation sera adressée à l'Ingénieur en chef de la 2e division, plus spécialement chargé de la surveillance des dépôts.

Paris, le 26 septembre 1870.

ÉTIENNE ARAGO.

Précautions à prendre pour assurer la conservation des principales matières alimentaires.

Les poissons salés, les viandes salées ou fumées avec soin se conservent très-longtemps ; mais quand ces opérations sont incomplètes, elles peuvent être envahies par des moisissures et des larves d'insectes. Il importe de les visiter fréquemment, de les garder dans un lieu sec, enveloppées, si cela se peut, dans une gaze. Les jambons peuvent être suspendus dans les cheminées, la fumée les préserve.

La dessiccation, le sel, les condiments, et surtout le poivre, assurent la conservation des saucissons ; quand leur consistance devient plus molle et que leur odeur se modifie, il faut les consommer immédiatement, après coction.

Les causes d'altération des fromages sont les mêmes que celles des viandes salées ; il faut les conserver dans des lieux secs et souvent les visiter.

Les boudins sont très-altérables, il ne faut pas en faire provision.

Les œufs se conservent dans des vases remplis d'eau, dans laquelle on ajoute dix grammes environ de chaux par litre.

Les matières végétales fraîches s'altèrent par l'humidité, par la gelée, par un commencement de décomposition.

Les fruits doivent être placés sur des planches, dans un lieu sec, frais, mais non exposés à la gelée ; ils doivent être isolés et souvent visités.

Les choux, les choux-fleurs, les salades et la plupart des légumes, peuvent être conservés de même.

Les pommes de terre doivent être gardées dans des paniers ou caisses ouvertes, le moins accumulées possible ; on doit séparer avec soin celles qui sont ou tachées ou imparfaitement mûres pour les consommer les premières, car elles se gâteraient plus vite ; il faut les visiter fréquemment.

Les carottes, les navets, les poireaux, le céleri peuvent être gardés à la cave, dans du sable sec, après en avoir soigneusement enlevé les parties gâtées.

Typ. Charles de Mourgues frères, rue Jean-Jacques Rousseau, 58. — 7780.

www.ingramcontent.com/pod-product-compliance
Ingram Content Group UK Ltd.
Pitfield, Milton Keynes, MK11 3LW, UK
UKHW012255240726
13966UKWH00004B/1428